U0393734

ADVANCED OSTEOPATHIC AND CHIROPRACTIC TECHNIQUES
FOR MANUAL THERAPISTS

# 整脊与整骨
# 高级治疗技术图解

［英］Giles Gyer
［英］Jimmy Michael　编著

王绍辉　王泽昊　王泽晟　译

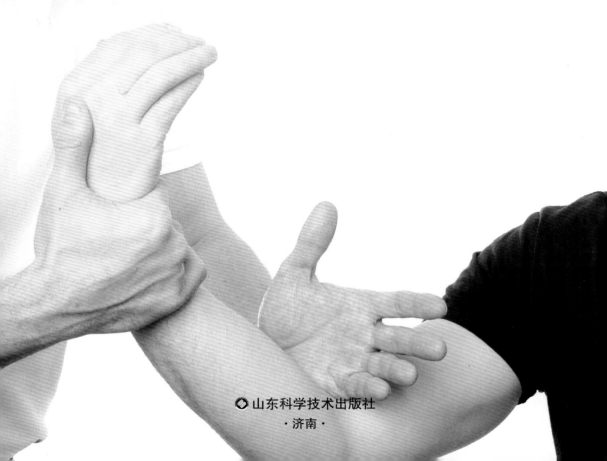

山东科学技术出版社
·济南·

Copyright © Giles Gyer and Jimmy Michael, 2020
This translation of 'Advanced Osteopathic and Chiropractic
Techniques for Manual Therapists' is published by arrangement
with Jessica Kingsley Publishers Ltd
www.jkp.com
Simplified Chinese translation edition@ 2021 by Shandong
Science and Technology Press Co., Ltd.

版权登记号：图字 15-2021-36

## 图书在版编目（CIP）数据

整脊与整骨高级治疗技术图解 /（英）贾尔斯·盖尔
（Giles Gyer），（英）吉米·迈克尔（Jimmy Michael）
编著；王绍辉，王泽昊，王泽晟译. -- 济南：山东科学技术出版社，2022.4（2023.2 重印）
ISBN 978-7-5723-1159-8

Ⅰ.①整… Ⅱ.①贾… ②吉… ③王… ④王…
⑤王… Ⅲ.①脊柱病 – 按摩 – 图解 ②正骨手法 – 图解 Ⅳ.① R454.4-64 ② R274.2-64

中国版本图书馆 CIP 数据核字 (2022) 第 004531 号

**整脊与整骨高级治疗技术图解**
ZHENGJI YU ZHENGGU GAOJI ZHILIAO JISHU TUJIE

责任编辑：李志坚
装帧设计：李晨溪

主管单位：山东出版传媒股份有限公司
出 版 者：山东科学技术出版社
　　　　　　地址：济南市市中区舜耕路 517 号
　　　　　　邮编：250003　电话：（0531）82098088
　　　　　　网址：www.lkj.com.cn
　　　　　　电子邮件：sdkj@sdcbcm.com
发 行 者：山东科学技术出版社
　　　　　　地址：济南市市中区舜耕路 517 号
　　　　　　邮编：250003　电话：（0531）82098067
印 刷 者：山东彩峰印刷股份有限公司
　　　　　　地址：潍坊市福寿西街 99 号
　　　　　　邮编：261031　电话：（0536）8216157

规格：16 开（170 mm×240 mm）
印张：14　　字数：266 千
版次：2022 年 4 月第 1 版　印次：2023 年 2 月第 2 次印刷
定价：139.00 元

〔英〕Giles Gyer

〔英〕Jimmy Michael　　　编著

王绍辉　　王泽昊　　王泽晟　**译**

# 免责声明

在法律范围内，本书作者与出版商均无须对因本书包含的技术所造成的人员损伤或财产损失承担任何责任。

随着研究的发展和经验的积累，我们的知识在不断扩展，因此该专业在实践上亦可能发生改变。医师和研究人员应依靠自己的专业知识和书中所包含的信息来进行评估，不仅应该注意自身的安全，也应考虑到患者的安全。

出于对任何一项技术的尊重，建议读者查阅关于操作过程、剂量、方法和治疗持续时间以及禁忌证的最新资料。医师有责任为患者提供适当的治疗方式，同时考虑到所有必要的安全防范措施。

几十年来，多种治疗方法已经彼此融合，虽然各种技术名称不同，操作原理各异，但实际上我们都在某种程度上使用类似的技术。整脊治疗是在世界范围内广泛用于治疗肌肉骨骼疼痛和功能障碍的有效手段。本书仅从专业角度展示几十种有效的手法操作技术，读者应该经过相关培训并获得手法操作治疗资格后再开展手法操作。

# 致 谢

特别感谢下列来自世界各地的临床医生,他们对本书的帮助和贡献是无价的。

## 技术支持

Dr. Steffi Warnock, Master of Chiropractic (MChiro), Ireland
Dr. James Inklebarger, MD, London, UK

## 操作支持

Mr. Chris Stankiewicz, BSc (Hons) Sports Therapy
Mr. Rob Sanders, sports therapist

## 影像支持

Mr. Adam Alex, photography (www.adamalex.com)

特别感谢 Jacqueline Gyer 和 Anna Michael,本书的成功推出也离不开他们的支持。

# 目　录

第一章　整脊操作技术 / 1

第二章　手法治疗对内脏的影响 / 23

第三章　关于运动触诊的错误观念 / 28

第四章　颈　椎 / 33

　　　　颈椎操作技术 / 43

　　　　颞下颌关节（TMJ）操作技术 / 50

第五章　胸　椎 / 54

　　　　颈胸交界区操作技术 / 62

　　　　胸椎操作技术 / 65

第六章　肩和胸廓 / 77

　　　　肩部操作技术 / 87

　　　　肋骨操作技术 / 97

第七章　上肢：肘、腕和手 / 104

　　　　肘部操作技术 / 118

　　　　腕部操作技术 / 133

第八章　腰　椎 / 138

　　　　腰椎操作技术 / 146

第九章　骨盆、髋和骶 / 159

　　　　髋关节操作技术 / 167

第十章　膝、踝和足 / 175

　　　　膝部操作技术 / 188

　　　　足踝操作技术 / 198

# 第一章

# 整脊操作技术

　　整脊操作是一种特殊的手法治疗，通过无创的手法治疗技术来消除人体肌肉骨骼疼痛和不适，被证明是各种肌肉骨骼疾病的有效治疗选择，并且已在全球范围内被包括骨科医师、整脊治疗师、自然疗法师和物理治疗师在内的专业人士广泛采用。然而，关于这种疗法的生理机制，特别是其是如何减轻疼痛的，人们还知之甚少。在过去的十余年中，已经提出了许多假说来解释整脊操作是如何发挥作用的（Evans，2002；Evans 和 Breen，2006；Maigne 和 Vautravers，2003；Potter、McCarthy 和 Oldham，2005），但可用数据不足。

　　早期对整脊操作具有镇痛作用的解释多集中于生物力学变化方面（Evans，2002；Evans 和 Breen，2006；Potter 等，2005）。近年来，随着对整脊操作的神经生理学机制研究的深入，最新研究报道了整脊与整骨操作的各种神经效应，如体感过程的变化、肌肉反射反应、中枢运动兴奋性、运动神经元活动、霍夫曼反射（H-flex）、交感神经活动和中枢敏化（Currie 等，2016；Sampath 等，2015；Lelic 等，2016；Pickar，2002；Randoll，2017；Zafereo 和 Deschenes，2015）。这些研究表明，整脊操作会引发中枢神经系统和周围神经系统的一系列神经化学反应。因此，目前的假说提出，整脊操作减轻疼痛的作用，主要是通过由外周神经结构、脊髓和脊髓上结构介导的神经生理机制来实现的，并认为这些机制是由治疗过程中施加的机械刺激或力触发的。

　　迄今为止，Pickar 的综述（2002）是唯一一篇试图全面描述整脊操作的神经生理效应的文献。尽管 Bialosky 等（2009）后来提出了一个综合模型和新框架来解释与疼痛减轻相关的潜在机制，但他们的工作包括不同形式的手法治疗而不仅是整脊操作。因此，有必要根据目前关于整脊操作的理解和相关知识进行全面的回顾，同时提出更新的理论解释。另一方面，在过去的十余年中，人们也进行了越来越多的研究来了解整脊操作的神经生理学机制，证明整脊操作可以引发多种神经反应。然而，目前尚无文献评估相关假说、发现与观察到的临床效果之间的相关性。本章回顾关于整脊操作的神经生理学作用的最新发现，并评估其与疗效改善的相关性。

# 讨论

## 特定整脊操作的生物力学改变与神经生理反应的关系

目前认为，整脊操作是通过生物力学和（或）神经生理学机制来发挥作用的，但其减轻疼痛，影响组织修复、愈合以及功能恢复的确切机制尚未完全明确。在过去的几十年中，人们提出了许多假说来解释，但支持证据很有限。目前，有证据表明整脊操作的影响不仅是生物力学的改变，实际上可能会引发一系列的神经生理学反应（Schmid 等，2008）。目前认为，整脊操作通过椎骨运动引发生物力学改变。在整脊治疗期间，通过对椎骨施加高速低幅（HVLA）推力使椎骨间发生相对运动，从而改变脊柱节段生物力学。另外，由于同时会有若干相邻椎骨同时发生运动，因此最终形成的椎骨运动是十分复杂的（Maigne 和 Vautravers，2003；Potter 等，2005）。

关于整脊操作引发的生物力学改变，目前主要有四种理论：①被包裹的滑膜皱褶或黏液的释放；②恢复屈曲的运动节段；③减少关节或关节周围的粘连；④通过自反效应使张力增高的肌肉恢复正常（Evans 和 Breen，2006）。然而，虽然部分研究对整脊操作中的运动进行了量化，但生物力学效应本质上十分短暂（Colloca、Keller 和 Gunzburg，2004；Colloca 等，2006；Coppieters 和 Butler，2008；Funabashi，2016），尚无充分的合理证据来支持持久的位置改变（Bialosky、George 和 Bishop，2008a），因此这些理论与临床结果的关系尚未得到确认。到目前为止，只在肌肉反射源性理论的机械特征方面有部分合理证据（Clark 等，2011；Colloca 和 Keller，2001；Currie 等，2016），但尚未证实牵张反射增强会导致肌张力增高（Zedka 等，1999）。此外，整脊操作的宣传热点之一是它可以纠正生物力学异常，特别是位置和运动缺陷，但目前的多数文献都未能证实，原因是尚未证实通过触诊可以有效识别需要治疗区域（Seffinger 等，2004;Walker 等，2015），并且在治疗过程中不能准确在预期位置施加推力（Frantzis 等，2015），治疗师之间也有所不同（Cambridge 等，2012）。

尽管目前推定的生物力学机制在理论上还存在矛盾之处，但整脊操作应用于肌肉骨骼疾病的治疗并获得成功，提示可能同时存在其他机制。整脊操作造成的生物力学改变，可能会通过影响中枢神经系统的感觉输入来诱导神经生理反应（Pickar，2002）。此外，整脊操作中施加的力可能会刺激椎旁组织（包括皮肤、肌肉、椎间盘、脊柱小关节、肌腱和韧带）中的机械敏感性感受器和伤害感受器或使其保持静默（Currie 等，2016；Randoll，2017）。目前认为，这些感受器发出的冲动会激发疼痛处理机制，刺激与神经系统相关的其他生理系统（Bialosky 等，2008、2009；Clark，2011；Maigne 和 Vautravers，2003；Pickar，2002）。由此，Pickar 和 Bolton（2012）提出了机械刺激引起的神经反应可能是由于脊周组织的感觉输入改变所致的假说。

综上所述，脊周生物力学的变化触发了与整脊操作疗效相关的神经生理反应链，并且生物力学效应和神经生理作用可能会产生叠加效应，但在目前的文献中多被忽略。考虑叠加效应的存在很重要，因为特定整脊操作所产生的生物力学、神经肌肉学和神经生理学反应具有独特的剂量－反应关系（Cambridge等，2012；Downie、Vemulpad 和 Bull，2010；Nougarou 等，2016）。例如，脊周肌电图（EMG）反应明显与整脊操作中施加的机械推力的力／时间（Colloca等，2006）有关。因此，未来应进行临床研究来确认机械参数（如预载、峰值力和推力）与生理反应之间的关系，以及各种参数与生物学机制和疗效之间的相关性。

# 整脊操作的神经生理学作用

长期以来，许多作者一直认为整脊操作通过多种神经生理学机制来发挥治疗作用（Bialosky 等，2008、2009；Pickar，2002），涉及周围神经系统和中枢神经系统之间的复杂相互作用，并且被认为当整脊操作刺激脊髓旁感受器时被激活（Pickar 和 Bolton，2012）。感觉神经元可因整脊操作本身和（或）操作后脊柱生物力学的改变而激活。这些椎旁感觉输入被认为通过直接影响反射活动，和（或）通过影响含运动、伤害性和自主神经元的中枢神经系统来影响神经整合（Pickar，2002）。但是，由于目前尚未观察到整脊操作后大脑发生相应变化，如感觉传入神经元通过与中枢神经系统的相互作用而产生神经生理作用，因此与治疗结果有关的理论上的神经生理学反应的有效性和相关性仍不清楚。机械研究观察到的相关神经生理学反应，提示了整脊操作中存在特定的神经生理学机制。

在过去的几十年中，许多研究报道了整脊操作的多种特异性和非特异性神经效应，包括传入流量增加（Pickar 和 Bolton，2012）、中枢运动兴奋性（Pickar，2002）、疼痛处理的改变（Lelic 等，2016）、时间总和的减少（Randoll 等，2017）、刺激自主神经系统（Sampath 等，2015）、减轻疼痛（Bialosky 等，2008b）等，都提示可能存在神经系统介导的机制。图 1.1 提出了一个新的理论模型，描述了根据当前发现提出的整脊操作的神经生理学效应。该模型是在Bialosky 等（2009）的综合模型基础上提出的，后者对包括神经、松动、手法和按摩在内几种疗法进行了解释，尚不清楚是否与整脊操作相关。此处的理论模型仅包括与 HVLA 推力有关的文献。

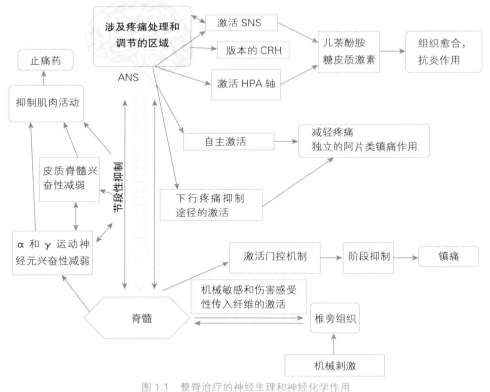

图 1.1　整脊治疗的神经生理和神经化学作用

ANS，自主神经系统；SNS，交感神经系统；CRH，儿茶酚胺释放激素；
HPA，下丘脑 – 垂体 – 肾上腺

# 神经肌肉效应

## 肌肉活化

常用肌肉反射反应来解释整脊操作的作用机制。人体肌肉具有一定的反射反应，可以发挥保护作用，以免受到潜在的伤害（Evans，2002）。在手法治疗的文献中，通常用疼痛－痉挛－疼痛周期理论（Travell、Rinzler 和 Herman，1942）来解释疼痛反射的作用，即疼痛会通过反射引起肌肉过度活动和痉挛从而形成疼痛，并建立自我延续的周期。尽管这种疼痛模型缺乏文献的明确支持（vanDieën、Selen 和 Cholewicki，2003），但有足够的证据证明，静态姿势下的腰背痛（LBP）患者的脊旁肌肉活动水平明显高于正常健康个体（Geisser 等，2004；Hodges 和 Moseley，2003；Lewis 等，2012）。整脊操作被认为通过发射减少肌肉活动来破坏疼痛－痉挛－疼痛周期。Pickar（2002）认为，对椎旁组织施加机械刺激可能会刺激相关感觉器，从而引起肌肉活动抑制，提示传入刺激引起的反射最终产生抑制作用。Herzog（2000）认为，整脊操作的神经肌肉反应可能涉及两条反射途径，即囊膜机械感受器途径和肌梭途径，可能因肌肉活动发作延迟而有所区别。

EMG 信号常用于整脊操作后肌肉活动改变的量化，包括 EMG 信号的振幅和时间（Currie 等，2016）。在为评估整脊操作的神经肌肉反应而进行的实验研究中，治疗后 EMG 信号振幅既有增加者，也有下降者（Bicalho 等，2010；Ferreira、Ferreira 和 Hodges，2007；Lehman，2012；Lehman 和 McGill，2001）。需要注意的是，包括 Lehman 和 McGill（2001）在内的多数作者报道，在休息期进行整脊操作后，椎旁肌肉的活动减少；但是，在动态活动（屈曲或伸展）期分析 EMG 振幅时出现了矛盾的结果。迄今为止，多数高质量实验都报道了在伸展和松弛阶段 EMG 振幅的自发性降低（Lehman，2012）。操作引起的 EM 信号振幅的变化表明，整脊治疗的潜在作用机制可能涉及疼痛－痉挛－疼痛模型的破坏。

EMG 信号的时机是肌肉活动改变的另一种表现。肌肉活动启动延迟可以量化给定整脊治疗技术的反射反应。整脊治疗后一块肌肉的启动延迟变短，并且可在 1~400 毫秒的较大范围内变化（Colloca、Keller 和 Gunzburg，2003；Currie，2016；Keller、Colloca 和 Gunzburg，2003），因此不太可能是自发激活的（Herzog，2000）。另一方面，由于目前认为脊髓反射发生在 120 毫秒内（Wilder 等，1996），脊髓反射反应可能与肌肉活动开始延迟有关。此外，在最近的研究中，Currie 等（2016）量化了有症状和无症状腰背痛（LBP）患者在对腰部进行整脊治疗后肌肉活动启动延迟的差异，发现有症状患者的延迟比无症状患者更长，尽管时间差异仅 5 毫秒。作者认为，症状组对整脊操作的反应延迟可能与关节囊机械受体途径有关。为了支持这一主张，他们引用了 Herzog（2000）的工作。Herzog 认为，因为肌梭通路依赖粗的 Ia 类传入神经，所以其激活比关节囊通路更快。

从上面的讨论中可以看出，整脊操作可引发神经肌肉反应，涉及脊髓反射通路，并有可能减少肌肉活动亢进。然而，需要研究的是，整脊操作引发的 EMG 的振幅和时机的改变，是否明确提示显著的临床效果或仅是短期作用。

## γ 运动神经元活性的调节

Korr（1975）的节段易化理论被用来解释整脊治疗的作用机制已有数十年的历史。根据早期的证据，Korr 假设疼痛节段具有促进性反应，并提出 γ 运动神经元活动的增加可通过反射性促进 α 运动神经元过度兴奋而导致肌张力增高。Korr 指出，整脊治疗可以通过增加关节活动度来使兴奋的 γ 运动神经元兴奋性降低，从而产生大量的本体感觉传入冲动。但是，Korr 理论的一个主要局限性在于缺乏神经通路（即可能会产生输入和可能因整脊治疗而被激活的反射通路）。有趣的是，疼痛 - 痉挛 - 疼痛周期（Travell，1942）揭示了可能与 γ 运动神经元兴奋性有关的神经通路。Johansson 和 Sojka（1991）提出，该神经通路可能涉及使骨骼肌收缩的过度脊柱牵张反射，并且认为发生于肌肉舒张激活肌梭和 Ia 传入神经时（Trompetto 等，2014）。Johansson 和 Sojka（1991）假设，伤害感受传入冲动直接投射于 γ 运动神经元，使肌梭的输出增加，从而允许相关的传入神经发出肌肉长度变化的信号；这反过来又可导致 α 运动神经元的过度兴奋，继而使肌肉激活增加。

目前没有文献明确支持疼痛 - 痉挛 - 疼痛模型。有作者认为，肌梭的敏感性不受 LBP 的影响，或椎旁组织未受到有害刺激（Birznieks、Burton 和 Macefield，2008；Zedka 等，1999）。许多研究仍然支持整脊治疗破坏疼痛 - 痉挛 - 疼痛周期的概念，通过降低潜在的伤害感受器的活跃程度来发挥作用，导致拉伸反射减弱和随后的肌肉激活降低（Herzog，2000，Pickar 和 Bolton，2012；Potter 等，2005）。然而，最近有两项研究证明，整脊治疗可以降低皮质脊髓或牵张反射的兴奋性。在一项试图量化整脊治疗对牵张反射兴奋性的影响的研究中，Clark 等（2011）观察到，当整脊治疗产生可听见的声音（破裂声）时，竖脊肌的牵张反射会减弱。作者认为，整脊治疗可能机械性地减少 Ia 反射通路中肌梭和其他节段的输出。在另一项研究中，Fryer 和 Pearce（2012）发现，在无症状的参与者中，当 HVLAT 技术产生可听见的声音（破裂声）时，皮质脊髓和脊髓反射的兴奋性会显著降低。他们还提出，皮质脊髓兴奋性的明显改变可能导致运动募集策略的改变。

这些发现有助于更好地理解整脊治疗中可能存在的节段机制。此外，由于牵张反射亢进是形成疼痛 - 痉挛 - 疼痛周期的基础之一，因此整脊治疗可能通过抑制牵张反射来降低 γ 运动神经元的兴奋性。

## α 运动神经元活性的调节

关于 α 运动神经元在肌肉骨骼疼痛形成过程中的作用，目前有两种比较著名的理论：①疼痛 - 痉挛 - 疼痛周期（Cooperstein、Young 和 Haneline，2013）；②疼痛适应模型（Lund 等，1991）。疼痛 - 痉挛 - 疼痛模型提出了导致疼痛的两条不同的神经通路。这两种理论都有一个共同的基础：α 运动神经元的过度兴奋会导致肌肉活动增加。在上面的内容中已经介绍了一条神经通路（请参阅"γ 运动神经元活动性的调节"）。另一条通路涉及通过兴奋性神经元将伤害感受投射于 α 运动神经元。另一方面，疼痛适应模型假定，当肌肉作为拮抗肌时，疼痛会增加肌肉活动；而作为主动肌时，疼痛会减少肌肉活动。该模型的神经通路涉及伤害感受传入通过兴奋性和抑制性中间神经元投射到 α 运动神经元并形成反馈。目前认为，中枢神经系统（CNS）可以对这些中间神经元的功能进行调控，并决定激发或抑制 α 运动神经元（van Dieën 等，2003）。简而言之，不论确切的神经通路如何，可以说 α 运动神经元的兴奋性构成了肌肉骨骼疼痛的基础，因为 α 运动神经元的调节与肌肉激活的变化相关。

目前认为，整脊治疗可通过调节 α 运动神经元活性来使高张肌肉松弛或恢复正常，但其对运动神经元的确切作用仍不清楚。如上所述（请参阅"肌肉活化"），迄今为止进行的多数高质量 EMG 研究都表明，在向前屈曲或在俯卧位下进行操作后，肌肉活动会明显减弱（Lehman，2012）。在最近的一项关于 LBP 患者的研究中，在观察到屈曲放松阶段 EMG 肌肉活动的减少后，Bicalho 等（2010）提出这种肌电图振幅的下降可能是由两种不同的情况造成的：①整脊治疗后 α 运动神经元的兴奋性降低；②整脊治疗使对 α 运动单位的抑制增强。然而，由于在肌电图上肌肉活动的改变很短暂，因此肌电图振幅变化与运动神经元的临床相关性尚不清楚，并且部分研究结果相互矛盾。

　　两种实验技术被用于测量机械刺激后运动神经元活性的改变，包括 H 反射和经颅磁刺激（TMS）。H 反射技术主要评估不经肌梭投射到目标肌肉的脊反射通路，可对整脊治疗后 α 运动神经元兴奋性的变化进行评估（Burke，2016）。TMS 技术通过变化的磁场来测量运动皮质和目标肌肉之间的皮质脊髓束的兴奋性，从而引发运动诱发电位（MEP）。TMS 技术可对整脊治疗后运动皮质兴奋性的变化进行评估（Klomjai、Katz 和 Lackmy-Vallée，2015）。

　　Dishman 等 的 系 列 研 究（Dishman 和 Bulbulian，2000、2001；Dishman 和 Burke，2003；Dishman、Cunningham 和 Burke，2002；Dishman、Dougherty 和 Burke，2005）报道，采用 H 反射的整脊治疗可以使 α 运动神经元的兴奋性出现短暂但明显的下降。这些研究的一个主要缺点是未设对照组。Suter、McMorland 和 Herzog（2005）对这些发现进行了比较，发现在亚组水平 H 反射没有发生改变，认为 H 反射的减少可能是由治疗过程中的运动伪影所致。相反，Fryer 和 Pearce（2012）采用随机对照交叉设计进行研究，其结果支持 Dishman 等的结论，与 Suter 等（2005）的结论相反。他们报道说，对 H 反射的抑制与运动伪影无关，因为对照组在进行与干预组相同的重新定位后没有显示明显的变化。最近，在一项包括无症状健康志愿者和亚急性 LBP 患者的横断面研究中，Dishman、Burke 和 Dougherty（2018）报道了 Ia 传入 α 运动神经元通路的抑制作用，以及 $H_{max}/M_{max}$[①] 的有效和可靠衰减，后者不是运动伪影或位置伪影所能造成的。这一发现提出了一个十分有意义的生理差异，并提供了令人信服的证据来支持已经长期存在的观念，即 HVLAT 操作会抑制 α 运动神经元的兴奋性。

---

[①]　运动神经元兴奋性的一个指标，取决于 Ia 纤维与 AMN（α 运动神经元）之间传递的便利性。

自 2000 年以来，只有少数研究人员检查了整脊治疗后 MEP 的变化，并且结果相互矛盾。Dishman 等（Dishman、Ball 和 Burke，2002；Dishman、Greco 和 Burke，2008）报道，与基线相比，整脊治疗后 MEP 有短暂而明显的增加。Clark 等（2011）发现竖脊肌 MEP 幅度有下降但不明显。

相反，Fryer 和 Pearce（2012）观察到整脊治疗后 MEP 的振幅明显降低。但是，应该指出的是，Fryer 和 Pearce 遵循了既定的协议来测量 MEP，并在干预后约 10 分钟时记录了振幅，因此推测操作后 MEP 的振幅可能出现了短暂增加。另一方面，Dishman 等观察到，MEP 的变化在操作后 30~60 秒恢复到基线。这种相互矛盾的数据无法证明整脊治疗会改变皮质脊髓束的兴奋性。

综上所述，尽管有报道称整脊治疗可导致 H 反射和 EMG 振幅的明显降低，但这种短暂变化对运动神经元池的临床意义仅为推测性的，需要进一步的深入研究来确认。

# 自主反应

自主神经系统（ANS）在很大程度上不自觉地发挥作用，并控制非随意反应以维持机体内环境的稳定。它调节身体的多个过程（如心率、呼吸频率、汗液和唾液分泌、血压和瞳孔反应等），并为各种平滑肌器官（如心、肺、唾液腺、肝、肾、膀胱和消化腺等）提供支持。此系统的调控功能始于下丘脑，在应激状态下控制战斗或逃跑反应（Cannon，1915）。ANS 与伤害感受（疼痛）系统在多个水平上存在的潜在相互作用，包括脑干、前脑、外周和脊髓背侧角（Benarroch，2006）。因此，任何影响 ANS 功能的干预措施都可能产生重大影响，因为这可能会提供某些重要的机械信息，甚至为理解可能的神经生理机制提供启示。

在手法治疗文献中，整脊治疗后的自主反应已得到充分肯定，各种结果指标已用于确定操作后的 ANS 活性，包括皮肤血流量（SBF）指数、血压变化、瞳孔反射和心率变异性（HRV）等。对操作后 SBF 短期变化的研究提示其有交感兴奋作用，尽管由于忽略了局部内皮细胞的作用而使这种作用可能会受到质疑（Zegarra-Parodi 等，2015）。对整脊治疗前后血压变化的研究已证实 ANS 的参与（Welch 和 Boone，2008；Win 等，2015）。瞳孔反射也被报道为 ANS 活性的指标（Sillevis 等，2010）。HRV 是心脏自主神经活动的另一个公认的标志，反映了 ANS 的交感或副交感成分是否受到影响（Win 等，2015）。因此，推测整脊操作对 ANS 的影响可能与非阿片样物质的镇痛作用有关，从而影响节段和节段外反射的神经输出（Sampath 等，2015）。

## 整脊治疗后 ANS 的改变

ANS 的两个部分［交感神经系统（SNS）和副交感神经系统（PNS）］作用是互补的，这两个系统之间的相互作用会影响组织的应激反应（Cramer 和 Darby，2013）。SNS 在介导战斗或逃跑反应中发挥积极作用，并充当免疫系统和中枢神经系统之间的交流中介。它释放儿茶酚胺作为终产物，可影响急性和慢性炎症期的多种免疫参数（Elenkov 等，2000；Pongratz 和 Straub，2014）。Korr 的开创性工作证明了 SNS 在躯体过程和支持过程之间的中介作用（Korr，2012）。此外，他还发现肌肉骨骼异常与交感神经系统活动的皮肤模式改变有关（Korr、Wright 和 Thomas，1962）。在手法治疗文献中，SNS 对炎症的这种调节作用让人特别感兴趣，因为它可以解释整脊治疗后观察到的部分神经生理学作用。因此，在 Pickar（2002）和 Bialosky 等提出的关于整脊治疗的生理机制理论中，外周交感神经系统（PSNS）在调节疼痛和炎症中发挥了重要作用（2009）。

自 2000 年以来，许多研究者对整脊治疗与 SNS 的变化进行了研究。虽然若干研究报道了整脊治疗后 SNS 立即激活（Budgell 和 Polus，2006；Welch 和 Boone，2008；Win 等，2015；Zegarra-Parodi 等，2015），也有人报道 SNS 活动没有变化（Giles 等，2013；Sillevis 等，2010；Ward 等，2013；Younes 等，2017；Zhang 等，2006）。Welch 和 Boone（2008）提出，针对不同脊柱部位进行整脊治疗引发的自主神经反应可能会有所不同。据此，作者认为交感反应可能是由胸/腰椎操作引起的，而副交感反应则可能是由颈椎操作引起的。若干研究在某种程度上支持了这一假设（Budgell 和 Polus，2006；Giles 等，2006、2013；Win 等，2015）。但是，也有研究报道了相反的发现。在两个独立的时间点对无症状健康受试者的 HRV 进行测量后，Zhang 等（2006）报道了胸椎整脊操作后以 PNS 改变为主。最近的一项研究同时使用 HRV 和压力反射敏感性（Ward 等，2013）对急性 LBP 患者进行了研究，表明腰部整脊治疗后副交感神经自主神经活动增强。

但是，这些研究在方法上存在差异，并且没有使用标准技术来测量 SNS 的变化。此外，结果的差异在某种程度上还取决于所使用的结果测量的类型。矛盾的结果似乎主要来自使用 HRV 作为一种分析手段来确定整脊治疗后自主反应性的研究（Budgell 和 Polus，2006；Giles 等，2013；Welch 和 Boone，2008；Ward 等，2013；Win 等，2015；Younes 等，2017；Zhang 等，2006），这些研究的结果支持 SNS 或 PNS。另一方面，最近关于整脊治疗后 SBF 变化的系统综述报道了交感兴奋反应的短期存在（Zegarra-Parodi 等，2015）。

造成这种差异的一个原因可能是使用 LF/ HF（低频 / 高频比）作为 ANS 活动的指标。其中，HF 代表 PNS 的传出活动，而 LF 代表 PNS 和 SNS 的传出活动。由于该方法过度简化了 SNS 和 PNS 之间复杂的非线性相互作用，因此受到了批评（Billman，2013）。最近，Sampath 等（2017）使用可靠的方法（近红外光谱）评估了 SNS 活性，发现胸椎整脊治疗后立即出现交感神经兴奋。有趣的是，这项研究还检测了操作前后的 HRV 数据，但未发现明显差异。然而，由于该研究的对象是无症状男性受试者，因此需要谨慎解释研究结果。已有关于慢性疼痛患者 ANS 失调的报道。因此，需要对有症状人群进行更多的研究。

## 整脊治疗引发的自主反应改变对脊髓上机制的影响

如上所述，ANS 与疼痛系统之间存在复杂的相互作用，而 PSNS 在调节疼痛和炎症中发挥了重要作用。因此，考虑到操作后立即发生交感兴奋反应的证据，Sampath 等（2015）提出这些 SNS 的变化可能与疼痛调节型脊髓上神经机制的变化有关。为了支持这一假设，作者引用了两项影像学研究（Ogura 等，2011；Sparks 等，2013）来证明整脊治疗对若干脊髓上结构的影响，包括小脑蚓部、颞中回、岛叶皮层、前下额叶皮层和前扣带回皮层。据报道，这些结构都参与了自主神经功能的调节（Kenney 和 Ganta，2011）。另一方面，越来越多的证据支持整脊治疗可诱导脑部神经结构的可塑性发生改变（Daligadu 等，2013；Lelic 等，2016；Taylor 和 Murphy，2010），如小脑、基底神经节、前额叶皮层、初级感觉皮层和初级运动皮层。综上所述，尽管尚无直接证据支持 Sampath 等（2015）的假设，但这可能是一个很有前景的研究领域。

## 神经内分泌系统的共激活

众所周知，下丘脑区域通过激活下丘脑－垂体（HP）轴和涉及 PSNS 的神经通路来协调压力反应。下丘脑－垂体－肾上腺（HPA）轴是中央应激反应系统，并且会促进肾上腺糖皮质激素（皮质醇）的释放，后者是一类皮质类固醇，具有抗炎和免疫抑制作用（Ulrich-Lai 和 Herman，2009）。另一方面，如前所述，SNS 在躯体和支持过程之间起中介作用。因此，目前已确定 SNS 和 HPA 轴均在急性和慢性炎症的调节中发挥了重要作用，并且神经内分泌（SNS-HPA 轴）机制与疼痛缓解和组织愈合有关（Chrousos，2009；Ulrich-Lai 和 Herman，2009）。也有报道说这两个系统可以协同工作，与潜在的神经回路重叠（Chrousos，2009）。此外，有证据表明整脊治疗可能会影响 SNS 和 HPA 轴的活动。若干研究评估了整脊治疗的效果，在有症状和无症状的患者中均观察到了整脊治疗对 HPA 轴的影响，并发现整脊治疗后血清皮质醇水平立即升高（Padayachy 等，2010；Plaza-Manzano 等，2014）。

考虑到上述事实，Sampath 等（2015）提出假设，认为 SNS 变化和 HPA 轴响应之间可能存在关联，并且整脊治疗后 SNS 的变化可能伴随 HPA 轴的变化，同时提出了可能的神经反射途径来支持这一假设。他们认为，胸腰段脊柱的 HVLAT 操作会导致神经节前交感细胞兴奋并随后刺激机械感受器产生相应的输入；这些输入随后将传至脑干的部分区域，通过影响下丘脑和 PAG（导水管周围的灰色物质）产生非阿片样物质的镇痛作用。下丘脑释放促肾上腺皮质激素释放因子（CRF），以调节 SNS 和 HPA 轴响应；神经内分泌系统（SNS-HPA 轴）释放儿茶酚胺和糖皮质激素等，以启动抗炎和组织修复作用。然而，迄今为止，只有一项研究（Sampath 等，2017）在同一试验中研究了 SNS-HPA 轴对整脊治疗的反应。尽管这项研究报道在胸椎整脊操作后唾液皮质醇水平立即降低，并观察到了操作对 SNS 的即时影响，但迄今为止，此类变化的临床意义尚不明确。因此，需要更多的研究来确定神经内分泌反应的真正临床意义。

# 镇痛效应

据推测，整脊治疗的镇痛效果基于以下四种机制。

## 节段性抑制

这一机制以 Melzack 和 Wall（1965）的疼痛门控理论为基础。该理论提出，伤害性（小直径）A- δ 和 C 感觉纤维刺激脊髓背角并"打开"明胶层，而非伤害性（大直径）A- β 纤维通过阻止 A- δ 和 C 纤维的传入来抑制疼痛信号的传递。由于在整脊治疗过程中施加的机械刺激可能会改变来自椎旁组织的周围感觉输入，因此推测整脊治疗可能通过刺激肌梭和小关节机械感受器的 A- β 纤维来影响门控机制（Potter 等，2005）。Millan 等（2012）和 Coronado 等（2012）对关于整脊操作对实验性疼痛的镇痛作用的研究进行了系统评估和严格审查，发现大多数研究都观察到了整脊治疗的节段性镇痛作用，并提示脊髓上机制可能参与了节段性镇痛作用的形成。此外，多项关于整脊治疗的神经肌肉效应的研究也提出了参与疼痛感知调节的节段性机制（参见"神经肌肉效应"）。对于整脊治疗后观察到的局部镇痛作用，仅是对先前存在的疼痛状况本身的反射作用，还是由于内源性疼痛抑制系统的激活所致，尚需明确。

## 下行疼痛抑制通路的激活

该机制基于整脊治疗对疼痛调节神经回路的影响。长期以来，人们一直认为整脊治疗通过来自脑干的 PAG 和腹侧延髓（RVM）的下行疼痛调节回路，尤其是5- 羟色胺能和去甲肾上腺素能通路，来调节非阿片类镇痛系统（Pickar，2002；Vernon，2000；Wright，1995），这一假说已得到动物模型和人体研究的支持。在实验室动物模型（Reed 等，2014；Skyba 等，2003；Song 等，2006）中，已发现客观证据支持中枢镇痛作用似乎是通过5- 羟色胺能和去甲肾上腺素能抑制途径介导的。对有 / 无症状的受试者进行人体研究（Alonso-Perez 等，2017；O'Neil、Ødegaard-Olsen 和 Søvde，2015；Sterling、Jull 和 Wright，2001）的发现与动物模型的发现一致。然而，尽管人体研究支持整脊治疗通过激活某种下行抑制机制来实现非阿片类镇痛作用，但对确切的回路尚未达成共识。由于整脊治疗后的神经反应可能会因施力的速度和位置的不同而有所不同（Cambridge 等，2012；Downie 等，2010；Nougarou 等，2016），目前认为不同的操作参数可能会激活不同的下行抑制途径（Savva、Giakas 和

Efstathiou，2014）。因此，应进行进一步的研究以确定整脊治疗后确切的下行疼痛调节回路，还应仔细考虑给定干预的作用力／时间和接触部位等特征。

## 非特异性脑反应

非特异性变量如期望值和社会心理因素等在整脊治疗中的相关性不容忽视（Bialosky 等，2009）。期望良好的功能结局可能会使无脊髓受累的疼痛感减轻。此外，一项系统评估表明，与语言干预相比，整脊治疗的心理效果更好（Williams 等，2007）。但是，为确定非特异性大脑过程对整脊治疗的镇痛作用的影响而进行的研究发现，整脊治疗对疼痛敏感性的影响具有特异性，并大于预期的干预效果（Bialosky 等，2008b、2014）。然而，需要更多的研究来确定提高积极预期的整脊治疗是否可以对痛觉感知产生累加效应。

## 时间总和

整脊治疗对疼痛的时间总和效应的影响，可以从另一个方面用来解释整脊治疗的镇痛机制。时间总和是指相同幅度和频率的重复性疼痛（有害）刺激引起的疼痛感增强，代表了频率依赖性的脊髓背角神经元兴奋性（即发条）的心理生理相关性（Anderson 等，2013）。对于手法治疗研究人员而言，发条模型是一种有趣的研究模型，因为它是一种中枢现象，而不是由周围机制介导的（Herrero、Laird 和 Lopez-Garcia，2000）。对脊髓背角神经元持续施加伤害性刺激，可以触发与中枢短暂敏化相关的转录和翻译变化（Anderson 等，2013；Staud 等，2007）。因此，时间总和可用来表征慢性疼痛的中枢处理机制。

早期实验研究（Bialosky 等，2008b；George 等，2006）进行了经皮加热以检查腰椎整脊治疗的效果，发现下肢区域的时间总和立即减少，而上肢却没有。这一发现表明，整脊治疗后观察到的镇痛作用可能存在区域特异性或是分段的。为了证实这一假设，Bishop、Beneciuk 和 George（2011）进行了一项研究，以测试胸椎整脊操作是否能减少疼痛的时间总和。与早期的发现相反，他们发现上肢和下肢的时间总和都减少了，提示节段性和下行抑制机制都在整脊治疗的镇痛效果中发挥作用。最近，Randoll 等（2017）通过重复电刺激也发现胸椎整脊操作减少了疼痛的时间总和。作者支持节段机制参与整脊治疗的镇痛效应的说法，并认为深部高阈值机械感受器可能是 HVLA 引起痛觉过敏的原因，但需要进一步的研究来确认这些发现的临床相关性。

# 小结

本章回顾了用于解释整脊治疗神经生理学作用的各种理论，以及旨在验证这些理论相关性的研究。到目前为止，整脊治疗的确切机制尚不清楚。动物实验和人体研究表明，在整脊过程中施加的机械刺激会对脊髓背角产生大量的刺激，引发一系列神经反应，涉及 PNS 和 CNS 之间的复杂相互作用。通过观察整脊治疗后的神经生理反应，这些模型提示了潜在的可能机制，涉及神经肌肉、自主神经、神经内分泌和手法镇痛作用等方面。但是，这些提示与所观察到的临床效果之间的临床相关性仍不清楚，这是因为迄今为止发表的多数研究主要用他们自己的实验模型研究了整脊治疗的短潜伏期变化或即时效果。此外，在当前文献中，与整脊治疗特定神经效应相关的剂量－反应关系经常被忽视。因此，未来的研究应仔细考虑着重探讨上述两个方面。

# 参阅文献

Alonso-Perez, J.L., Lopez-Lopez, A., La Touche, R., Lerma-Lara, S., Suarez, E., Rojas, J. et al. (2017) 'Hypoalgesic effects of three different manual therapy techniques on cervical spine and psychological interaction: A randomized clinical trial.' Journal of Bodywork and Movement Therapies 21(4), 798–803. Available at www.ncbi.nlm.nih.gov/pubmed/29037630

Anderson, R.J., Craggs, J.G., Bialosky, J.E., Bishop, M.D., George, S.Z., Staud, R. et al. (2013) 'Temporal summation of second pain: Variability in responses to a fixed protocol.' European Journal of Pain 17(1), 67–74. Available at www.ncbi.nlm.nih.gov/pubmed/22899549

Benarroch, E.E. (2006) 'Pain-autonomic interactions.' Neurological Sciences 27(Suppl. 2), S130–S133. Available at www.ncbi.nlm.nih.gov/pubmed/16688616

Bialosky, J.E., George, S.Z. and Bishop, M.D. (2008a) 'How spinal manipulative therapy works: Why ask why?' Journal of Orthopaedic & Sports Physical Therapy 38(6), 293–295. Available at www.ncbi.nlm.nih.gov/pubmed/18515964

Bialosky, J.E., Bishop, M.D., Price, D.D., Robinson, M.E. and George, S.Z. (2009) 'The mechanismsof manual therapy in the treatment of musculoskeletal pain: A comprehensive model.' Manual Therapy 14(5), 531–538. Available at www.ncbi.nlm.nih.gov/pubmed/19027342

Bialosky, J.E., Bishop, M.D., Robinson, M.E., Barabas, J.A. and George, S.Z. (2008b) 'The influence of expectation on spinal manipulation induced hypoalgesia: An experimental study in normal subjects.' BMC Musculoskeletal Disorders 9(1), 19. Available at www.ncbi.nlm.nih. gov/pubmed/18267029

Bialosky, J.E., George, S.Z., Horn, M.E., Price, D.D., Staud, R. and Robinson, M.E. (2014) 'Spinal manipulative therapy – Specific changes in pain sensitivity in individuals with low back pain (NC01168999).' The Journal of Pain 15(2), 136–148. Available at www.ncbi.nlm.nih.gov/pubmed/24361109

Bicalho, E., Setti, J.A., Macagnan, J., Cano, J.L. and Manffra, E.F. (2010) 'Immediate effects of a high-velocity spine manipulation in paraspinal muscles activity of nonspecific chronic low-back pain subjects.' Manual Therapy 15(5), 469–475. Available at www.ncbi.nlm.nih.gov/pubmed/20447857

Billman, G.E. (2013) 'The effect of heart rate on the heart rate variability response to autonomic interventions.' Frontiers in Physiology 4, 222. Available at www.ncbi.nlm.nih.gov/pubmed/23986716

Birznieks, I., Burton, A.R. and Macefield, V.G. (2008) 'The effects of experimental muscle and skin pain on the static stretch sensitivity of human muscle spindles in relaxed leg muscles.' Journal of Physiology 586(11), 2713–2723. Available at www.ncbi.nlm.nih.gov/pubmed/18403422

Bishop, M.D., Beneciuk, J.M. and George, S.Z. (2011) 'Immediate reduction in temporal sensory summation after thoracic spinal manipulation.' The Spine Journal 11(5), 440–446. Available at www.ncbi.nlm.nih.gov/pubmed/21463970

Budgell, B. and Polus, B. (2006) 'The effects of thoracic manipulation on heart rate variability: A controlled crossover trial.' Journal of Manipulative and Physiological Therapeutics 29(8), 603–610. Available at www.ncbi.nlm.nih.gov/pubmed/17045093

Burke, D. (2016) 'Clinical uses of H reflexes of upper and lower limb muscles.' Clinical Neurophysiology Practice 1, 9–17. Available at www.ncbi.nlm.nih.gov/pubmed/30214954

Cambridge, E.D., Triano, J.J., Ross, J.K. and Abbott, M.S. (2012) 'Comparison of force development strategies of spinal manipulation used for thoracic pain.' Manual Therapy 17(3), 241–245. Available at www.ncbi.nlm.nih.gov/pubmed/22386279

Cannon, W.B. (1915) Bodily Changes in Pain, Hunger, Fear, and Rage: An Account of Recent Researches into the Function of Emotional Excitement. New York: Cornell University Library. Chrousos, G.P. (2009) 'Stress and disorders of the stress system.' Nature Reviews Endocrinology 5(7), 374–381. Available at www.ncbi.nlm.nih.gov/pubmed/19488073

Clark, B.C., Goss, D.A. Jr, Walkowski, S., Hoffman, R.L., Ross, A. and Thomas, J.S. (2011) 'Neurophysiologic effects of spinal manipulation in patients with chronic low back pain.' BMC Musculoskeletal Disorders 12(1), 170. Available at www.ncbi.nlm.nih.gov/pubmed/21781310

Colloca, C.J. and Keller, T.S. (2001) 'Stiffness and neuromuscular reflex response of the human spine to posteroanterior manipulative thrusts in patients with low back pain.' Journal of Manipulative and Physiological Therapeutics 24(8), 489–500. Available at www.ncbi.nlm.nih. gov/pubmed/11677547

Colloca, C.J., Keller, T.S. and Gunzburg, R. (2003) 'Neuromechanical characterization of in vivo lumbar spinal manipulation. Part II. Neurophysiological response.' Journal of Manipulative and Physiological Therapeutics 26(9), 579–591. Available at www.ncbi.nlm.nih.gov/pubmed/14673407

Colloca, C.J., Keller, T.S. and Gunzburg, R. (2004) 'Biomechanical and neurophysiological responses to spinal manipulation in patients with lumbar radiculopathy.' Journal of Manipulative and Physiological Therapeutics 27(1), 1–15. Available at www.ncbi.nlm.nih.gov/pubmed/14739869

Colloca, C.J., Keller, T.S., Harrison, D.E., Moore, R.J., Gunzburg, R. and Harrison, D.D. (2006) 'Spinal manipulation force and duration affect vertebral movement and neuromuscular responses.' Clinical Biomechanics 21(3), 254–262. Available at www.ncbi.nlm.nih.gov/pubmed/16378668

Cooperstein, R., Young, M. and Haneline, M. (2013) 'Interexaminer reliability of cervical motion palpation using continuous measures and rater confidence levels.' The Journal of the Canadian Chiropractic

Association 57(2), 156–164. www.ncbi.nlm.nih.gov/pubmed/23754861

Coppieters, M.W. and Butler, D.S. (2008) 'Do "sliders" slide and "tensioners" tension? An analysis of neurodynamic techniques and considerations regarding their application.' Manual Therapy 13(3), 213–221. Available at www.ncbi.nlm.nih.gov/pubmed/17398140

Coronado, R.A., Gay, C.W., Bialosky, J.E., Carnaby, G.D., Bishop, M.D. and George, S.Z. (2012) 'Changes in pain sensitivity following spinal manipulation: A systematic review and metaanalysis.' Journal of Electromyography and Kinesiology 22(5), 752–767. Available at www.ncbi. nlm.nih.gov/pubmed/22296867

Cramer, G. and Darby, S. (2013) Clinical Anatomy of the Spine, Spinal Cord, and ANS. 3rd edn. Maryland Heights, MI: Mosby. Available at www.elsevier.com/books/clinical-anatomy-of-thespine-spinal-cord-and-ans/9780323079549

Currie, S.J., Myers, C.A., Durso, C., Enebo, B.A. and Davidson, B.S. (2016) 'The neuromuscular response to spinal manipulation in the presence of pain.' Journal of Manipulative and Physiological Therapeutics 39(4), 288–293. Available at www.ncbi.nlm.nih.gov/pubmed/27059250

Daligadu, J., Haavik, H., Yielder, P.C., Baarbe, J. and Murphy, B. (2013) 'Alterations in cortical and cerebellar motor processing in subclinical neck pain patients following spinal manipulation.' Journal of Manipulative and Physiological Therapeutics 36(8), 527–537. Available at www.ncbi.nlm.nih.gov/pubmed/24035521

Dishman, J.D. and Bulbulian, R. (2000) 'Spinal reflex attenuation associated with spinal manipulation.' Spine 25(19), 2519–2524. Available at www.ncbi.nlm.nih.gov/pubmed/11013505

Dishman, J.D. and Bulbulian, R. (2001) 'Comparison of effects of spinal manipulation and massage on motoneuron excitability.' Electromyography and Clinical Neurophysiology 41(2), 97–106. Available at www.ncbi.nlm.nih.gov/pubmed/11284061

Dishman, J.D. and Burke, J. (2003) 'Spinal reflex excitability changes after cervical and lumbar spinal manipulation: A comparative study.' The Spine Journal 3(3), 204–212. Available at www. ncbi.nlm.nih.gov/pubmed/14589201

Dishman, J.D., Ball, K.A. and Burke, J. (2002) 'First prize: Central motor excitability changes after spinal manipulation: A transcranial magnetic stimulation study.' Journal of Manipulative and Physiological Therapeutics 25(1), 1–9. Available at www.ncbi.nlm.nih.gov/pubmed/11898013

Dishman, J.D., Burke, J.R. and Dougherty, P. (2018) 'Motor neuron excitability attenuation as a sequel to lumbosacral manipulation in subacute low back pain patients and asymptomatic adults: A cross-sectional H-reflex study.' Journal of Manipulative and Physiological Therapeutics 41(5), 363–371. Available at www. ncbi.nlm.nih.gov/pubmed/29997032

Dishman, J.D., Cunningham, B.M. and Burke, J. (2002) 'Comparison of tibial nerve H-reflex excitability after cervical and lumbar spine manipulation.' Journal of Manipulative and Physiological Therapeutics 25(5), 318–325. Available at www.ncbi.nlm.nih.gov/pubmed/12072852

Dishman, J.D., Dougherty, P.E. and Burke, J.R. (2005) 'Evaluation of the effect of postural perturbation on motoneuronal activity following various methods of lumbar spinal manipulation.' The Spine Journal 5(6), 650–659. Available at www.ncbi.nlm.nih.gov/pubmed/16291107

Dishman, J.D., Greco, D.S. and Burke, J.R. (2008) 'Motor-evoked potentials recorded from lumbar erector spinae muscles: A study of corticospinal excitability changes associated with spinal manipulation.' Journal of Manipulative and Physiological Therapeutics 31(4), 258–270. Available at www.ncbi.nlm.nih.gov/pubmed/18486746

Downie, A.S., Vemulpad, S. and Bull, P.W. (2010) 'Quantifying the high-velocity, low-amplitude spinal manipulative thrust: A systematic review.' Journal of Manipulative and Physiological Therapeutics 33(7), 542–553. Available at www.ncbi.nlm.nih.gov/pubmed/20937432

Elenkov, I.J., Wilder, R.L., Chrousos, G.P. and Vizi, E.S. (2000) 'The sympathetic nerve – An integrative interface between two supersystems: The brain and the immune system.' Pharmacological Reviews 52(4), 595–638. Available at www.ncbi.nlm.nih.gov/ pubmed/11121511

Evans, D.W. (2002) 'Mechanisms and effects of spinal high-velocity, low-amplitude thrust manipulation: Previous theories.' Journal of Manipulative and Physiological Therapeutics 25(4), 251–262. Available at www.ncbi.nlm.nih.gov/pubmed/12021744

Evans, D.W. and Breen, A.C. (2006) 'A biomechanical model for mechanically efficient cavitation production during spinal manipulation: Prethrust position and the neutral zone.' Journal of Manipulative and Physiological Therapeutics 29(1), 72–82. Available at www.ncbi.nlm.nih.gov/ pubmed/16396734

Ferreira, M.L., Ferreira, P.H. and Hodges, P.W. (2007) 'Changes in postural activity of the trunk muscles following spinal manipulative therapy.' Manual Therapy 12(3), 240–248. Available at www.ncbi.nlm.nih. gov/pubmed/17452118

Frantzis, E., Druelle, P., Ross, K. and McGill, S. (2015) 'The accuracy of osteopathic manipulations of the lumbar spine: A pilot study.' International Journal of Osteopathic Medicine 18(1), 33–39.

Available at www.sciencedirect.com/science/article/pii/S174606891400090X Fryer, G. and Pearce, A.J. (2012) 'The effect of lumbosacral manipulation on corticospinal and spinal reflex excitability on asymptomatic participants.' Journal of Manipulative and Physiological Therapeutics 35(2), 86–93. Available at www.ncbi. nlm.nih.gov/pubmed/22036580

Funabashi, M., Kawchuk, G.N., Vette, A.H., Goldsmith, P. and Prasad, N. (2016) 'Tissue loading created during spinal manipulation in comparison to loading created by passive spinal movements.' Scientific Reports 6, 38107. Available at www.ncbi.nlm.nih.gov/pubmed/27905508

Geisser, M.E., Haig, A.J., Wallbom, A.S. and Wiggert, E.A. (2004) 'Pain-related fear, lumbar flexion, and dynamic EMG among persons with chronic musculoskeletal low back pain.' The Clinical Journal of Pain 20(2), 61–69. Available at www.ncbi.nlm.nih.gov/pubmed/14770044

George, S.Z., Bishop, M.D., Bialosky, J.E., Zeppieri, G. and Robinson, M.E. (2006) 'Immediate effects of spinal manipulation on thermal pain sensitivity: An experimental study.' BMC Musculoskeletal Disorders 7, 68. Available at www.ncbi.nlm.nih.gov/pubmed/16911795

Giles, P.D., Hensel, K.L., Pacchia, C.F. and Smith, M.L. (2013) 'Suboccipital decompression enhances heart rate variability indices of cardiac control in healthy subjects.' The Journal of Alternative and Complementary Medicine 19(2), 92–96. Available at www.ncbi.nlm.nih.gov/pubmed/22994907

Herrero, J.F., Laird, J.M. and Lopez-Garcia, J.A. (2000) 'Wind-up of spinal cord neurones and pain sensation: Much ado about something?' Progress in Neurobiology 61(2), 169–203. Available at www.ncbi.nlm.nih. gov/pubmed/10704997

Herzog, W. (2000) Clinical Biomechanics of Spinal Manipulation. London: Churchill Livingstone. Available at www.elsevier.com/books/clinical-biomechanics-of-spinal-manipulation/ herzog/978-0-443-07808-8

Hodges, P.W. and Moseley, G.L. (2003) 'Pain and motor control of the lumbopelvic region: Effect and possible mechanisms.' Journal of Electromyography and Kinesiology 13(4), 361–370. Available at www.ncbi.nlm. nih.gov/pubmed/12832166

Johansson, H. and Sojka, P. (1991) 'Pathophysiological mechanisms involved in genesis and spread of muscular tension in occupational muscle pain and in chronic musculoskeletal pain syndromes: A hypothesis.' Medical Hypotheses 35(3), 196–203. Available at www.ncbi.nlm. nih.gov/pubmed/1943863

Keller, T.S., Colloca, C.J. and Gunzburg, R. (2003) 'Neuromechanical characterization of in vivo lumbar spinal manipulation. Part I. Vertebral motion.' Journal of Manipulative and Physiological Therapeutics 26(9), 567–578. Available at www.ncbi.nlm.nih.gov/pubmed/14673406

Kenney, M.J. and Ganta, C.K. (2011) 'Autonomic nervous system and immune system interactions.' Comprehensive Physiology 4(3), 1177–1200. Available at www.ncbi.nlm.nih.gov/ pubmed/24944034

Klomjai, W., Katz, R. and Lackmy-Vallée, A. (2015) 'Basic principles of transcranial magnetic stimulation (TMS) and repetitive TMS (rTMS).' Annals of Physical and Rehabilitation Medicine 58(4), 208–213. Available at www.ncbi.nlm.nih.gov/pubmed/26319963

Korr, I.M. (1975) 'Proprioceptors and somatic dysfunction.' The Journal of the American Osteopathic Association 74(7), 638–650. Available at www.ncbi.nlm.nih.gov/pubmed/124754

Korr, I.M. (2012) The Neurobiologic Mechanisms in Manipulative Therapy. Boston, MA: Springer. Available at www.springer.com/gp/book/9781468489040

Korr, I.M., Wright, H.M. and Thomas, P.E. (1962) 'Effects of experimental myofascial insults on cutaneous patterns of sympathetic activity in man.' Acta Neurovegetativa 23, 329–355. Available at www.ncbi.nlm.nih.gov/pubmed/14458531

Lehman, G. (2012) 'Kinesiological research: The use of surface electromyography for assessing the effects of spinal manipulation.' Journal of Electromyography and Kinesiology 22(5), 692–696. Available at www.ncbi.nlm.nih.gov/pubmed/22425147

Lehman, G.J. and McGill, S.M. (2001) 'Spinal manipulation causes variable spine kinematic and trunk muscle electromyographic responses.' Clinical Biomechanics 16(4), 293–299. Available at www.ncbi.nlm.nih.gov/pubmed/11358616

Lelic, D., Niazi, I.K., Holt, K., Jochumsen, M., Dremstrup, K., Yielder, P. et al. (2016) 'Manipulation of dysfunctional spinal joints affects sensorimotor integration in the prefrontal cortex: A brain source localization study.' Neural Plasticity 2016, 3704964. Available at www.ncbi.nlm.nih.gov/pubmed/27047694

Lewis, S., Holmes, P., Woby, S., Hindle, J. and Fowler, N. (2012) 'The relationships between measures of stature recovery, muscle activity and psychological factors in patients with chronic low back pain.' Manual Therapy 17(1), 27–33. Available at www.ncbi.nlm.nih.gov/pubmed/21903445

Lund, J.P., Donga, R., Widmer, C.G. and Stohler, C.S. (1991) 'The pain-adaptation model: A discussion of the relationship between chronic musculoskeletal pain and motor activity.' Canadian Journal of Physiology and Pharmacology 69(5), 683–694. Available at www.ncbi.nlm.nih.gov/pubmed/1863921

Maigne, J.Y. and Vautravers, P. (2003) 'Mechanism of action of spinal manipulative therapy.' Joint Bone Spine 70(5), 336–341. Available at www.ncbi.nlm.nih.gov/pubmed/14563460

Melzack, R. and Wall, P.D. (1965) 'Pain mechanisms: a new theory.' Science 150(3699), 971–979. Available at www.ncbi.nlm.nih.gov/pubmed/5320816

Millan, M., Leboeuf-Yde, C., Budgell, B. and Amorim, M.A. (2012) 'The effect of spinal manipulative therapy on experimentally induced pain: A systematic literature review.' Chiropractic & Manual Therapies 20(1), 26. Available at www.ncbi.nlm.nih.gov/pubmed/22883534

Nougarou, F., Pagé, I., Loranger, M., Dugas, C. and Descarreaux, M. (2016) 'Neuromechanical response to spinal manipulation therapy: Effects of a constant rate of force application.' BMC Complementary and Alternative Medicine 16(1), 161. Available at www.ncbi.nlm.nih.gov/pubmed/27249939

Ogura, T., Tashiro, M., Masud, M., Watanuki, S., Shibuya, K., Yamaguchi, K. et al. (2011) 'Cerebral metabolic changes in men after chiropractic spinal manipulation for neck pain.' Alternative Therapies in Health & Medicine 17(6), 12–17. Available at www.ncbi.nlm.nih.gov/pubmed/22314714

O'Neill, S., Ødegaard-Olsen, Ø. and Søvde, B. (2015) 'The effect of spinal manipulation on deep experimental muscle pain in healthy volunteers.' Chiropractic & Manual Therapies 23, 25. Available at www.ncbi.nlm.nih.gov/pubmed/26347808

Padayachy, K., Vawda, G.H., Shaik, J. and McCarthy, P.W. (2010) 'The immediate effect of low back manipulation on serum cortisol levels in adult males with mechanical low back pain.' Clinical Chiropractic 13(4), 246–252. Available at www.sciencedirect.com/science/article/pii/ S1479235410001756

Pickar, J.G. (2002) 'Neurophysiological effects of spinal manipulation.' The Spine Journal 2(5), 357–371.

Available at www.ncbi.nlm.nih.gov/pubmed/14589467

Pickar, J.G. and Bolton, P.S. (2012) 'Spinal manipulative therapy and somatosensory activation.' Journal of Electromyography and Kinesiology 22(5), 785–794. Available at www.ncbi.nlm.nih. gov/pmc/articles/PMC3399029

Plaza-Manzano, G., Molina, F., Lomas-Vega, R., Martínez-Amat, A., Achalandabaso, A. and Hita-Contreras, F. (2014) 'Changes in biochemical markers of pain perception and stress response after spinal manipulation.' Journal of Orthopaedic & Sports Physical Therapy 44(4), 231–239. Available at www.ncbi.nlm.nih.gov/pubmed/24450367

Pongratz, G. and Straub, R.H. (2014) 'The sympathetic nervous response in inflammation.' Arthritis Research & Therapy 16(6), 504. Available at www.ncbi.nlm.nih.gov/pubmed/25789375

Potter, L., McCarthy, C.J. and Oldham, J.A. (2005) 'Physiological effects of spinal manipulation: A review of proposed theories.' Physical Therapy Reviews 10(3), 163–170. Available at www. researchgate.net/publication/233689100_Physiological_effects_of_spinal_manipulation_A_ review_of_proposed_theories

Randoll, C., Gagnon-Normandin, V., Tessier, J., Bois, S., Rustamov, N., O'Shaughnessy, J. et al. (2017) 'The mechanism of back pain relief by spinal manipulation relies on decreased temporal summation of pain.' Neuroscience 349, 220–228. Available at www.ncbi.nlm.nih. gov/pubmed/28288900

Reed, W.R., Pickar, J.G., Sozio, R.S. and Long, C.R. (2014) 'Effect of spinal manipulation thrust magnitude on trunk mechanical activation thresholds of lateral thalamic neurons.' Journal of Manipulative and Physiological Therapeutics 37(5), 277–286. Available at www.ncbi.nlm.nih. gov/pubmed/24928636

Sampath, K.K., Mani, R., Cotter, J.D. and Tumilty, S. (2015) 'Measureable changes in the neuroendocrinal mechanism following spinal manipulation.' Medical Hypotheses 85(6), 819–824. Available at www.ncbi.nlm.nih.gov/pubmed/26464145

Sampath, K.K., Botnmark, E., Mani, R., Cotter, J.D., Katare, R., Munasinghe, P.E. et al. (2017) 'Neuroendocrine response following a thoracic spinal manipulation in healthy men.' Journal of Orthopaedic & Sports Physical Therapy 47(9), 617–627. Available at www.ncbi.nlm.nih.gov/pubmed/28704625

Savva, C., Giakas, G. and Efstathiou, M. (2014) 'The role of the descending inhibitory pain mechanism in musculoskeletal pain following high-velocity, low amplitude thrust manipulation. A review of the literature.' Journal of Back and Musculoskeletal Rehabilitation 27(4), 377–382. Available at www.ncbi.nlm.nih.gov/pubmed/24867897

Schmid, A., Brunner, F., Wright, A. and Bachmann, L.M. (2008) 'Paradigm shift in manual therapy? Evidence for a central nervous system component in the response to passive cervical joint mobilisation.' Manual Therapy 13(5), 387–396. Available at www.ncbi.nlm.nih.gov/ pubmed/18316238

Seffinger, M.A., Najm, W.I., Mishra, S.I., Adams, A., Dickerson, V.M., Murphy, L.S. et al. (2004) 'Reliability of spinal palpation for diagnosis of back and neck pain: A systematic review of the literature.' Spine 29(19), E413–E425. Available at www.ncbi.nlm.nih.gov/pubmed/15454722/

Sillevis, R., Cleland, J., Hellman, M. and Beekhuizen, K. (2010) 'Immediate effects of a thoracic spine thrust manipulation on the autonomic nervous system: A randomized clinical trial.' Journal of Manual & Manipulative Therapy 18(4), 181–190. Available at www.ncbi.nlm.nih. gov/pubmed/22131791

Skyba, D.A., Radhakrishnan, R., Rohlwing, J.J., Wright, A. and Sluka, K.A. (2003) 'Joint manipulation reduces hyperalgesia by activation of monoamine receptors but not opioid or GABA receptors in the spinal cord.' Pain 106(1–2), 159–168. Available at www.ncbi.nlm.nih. gov/pubmed/14581123

Song, X.J., Gan, Q., Cao, J.L., Wang, Z.B. and Rupert, R.L. (2006) 'Spinal manipulation reduces pain and hyperalgesia after lumbar intervertebral foramen inflammation in the rat.' Journal of Manipulative and Physiological Therapeutics 29(1), 5–13. Available at www.ncbi.nlm.nih. gov/pubmed/16396724

Sparks, C., Cleland, J.A., Elliott, J.M., Zagardo, M. and Liu, W.C. (2013) 'Using functional magnetic resonance imaging to determine if cerebral hemodynamic responses to pain change following thoracic spine thrust manipulation in healthy individuals.' Journal of Orthopaedic & Sports Physical Therapy 43(5), 340–348. Available at www.ncbi.nlm.nih.gov/pubmed/23485766

Staud, R., Craggs, J.G., Robinson, M.E., Perlstein, W.M. and Price, D.D. (2007) 'Brain activity related to temporal summation of C-fiber evoked pain.' Pain 129(1–2), 130–142. Available at www.ncbi.nlm.nih.gov/pubmed/17156923

Sterling, M., Jull, G. and Wright, A. (2001) 'Cervical mobilisation: Concurrent effects on pain, sympathetic nervous system activity and motor activity.' Manual Therapy 6(2), 72–81. Available at www.ncbi.nlm.nih.gov/pubmed/11414776

Suter, E., McMorland, G. and Herzog, W. (2005) 'Short-term effects of spinal manipulation on H-reflex amplitude in healthy and symptomatic subjects.' Journal of Manipulative and Physiological Therapeutics 28(9), 667–672. Available at www.ncbi.nlm.nih.gov/ pubmed/16326236

Taylor, H.H. and Murphy, B. (2010) 'Altered central integration of dual somatosensory input after cervical spine manipulation.' Journal of Manipulative and Physiological Therapeutics 33(3), 178–188. Available at www.ncbi.nlm.nih.gov/pubmed/20350670

Travell, J., Rinzler, S. and Herman, M. (1942) 'Pain and disability of the shoulder and arm: Treatment by intramuscular infiltration with procaine hydrochloride.' Journal of the American Medical Association 120(6), 417–422. Available at https://jamanetwork.com/journals/jama/article-abstract/257842

Trompetto, C., Marinelli, L., Mori, L., Pelosin, E., Currà, A., Molfetta, L. et al. (2014) 'Pathophysiology of spasticity: Implications for neurorehabilitation.' BioMed Research International 2014, 354906. Available at www.ncbi.nlm.nih.gov/pubmed/25530960

Ulrich-Lai, Y.M. and Herman, J.P. 'Neural regulation of endocrine and autonomic stress responses.' Nature Reviews Neuroscience 10(6), 397–409. Available at www.ncbi.nlm.nih.gov/ pubmed/19469025

van Dieën, J.H., Selen, L.P. and Cholewicki, J. (2003) 'Trunk muscle activation in low-back pain patients, an analysis of the literature.' Journal of Electromyography and Kinesiology 13(4), 333–351. Available at www.ncbi.nlm.nih.gov/pubmed/12832164

Vernon, H. (2000) 'Qualitative review of studies of manipulation-induced hypoalgesia.' Journal of Manipulative and Physiological Therapeutics 23(2), 134–138. Available at www.ncbi.nlm.nih. gov/pubmed/10714544

Walker, B.F., Koppenhaver, S.L., Stomski, N.J. and Hebert, J.J. (2015) 'Interrater reliability of motion palpation in the thoracic spine.' Evidence-Based Complementary and Alternative Medicine 2015, 815407. Available at www.ncbi.nlm.nih.gov/pubmed/26170883

Ward, J., Coats, J., Tyer, K., Weigand, S. and Williams, G. (2013) 'Immediate effects of anterior upper thoracic spine manipulation on cardiovascular response.' Journal of Manipulative and Physiological Therapeutics 36(2), 101–110. Available at www.ncbi.nlm.nih.gov/ pubmed/23499145

Welch, A. and Boone, R. (2008) 'Sympathetic and parasympathetic responses to specific diversified adjustments to chiropractic vertebral subluxations of the cervical and thoracic spine.' Journal of Chiropractic Medicine 7(3), 86–93. Available at www.ncbi.nlm.nih.gov/ pubmed/19646369

Wilder, D.G., Aleksiev, A.R., Magnusson, M.L., Pope, M.H., Spratt, K.F. and Goel, V.K. (1996) 'Muscular response to sudden load: A tool to evaluate fatigue and rehabilitation.' Spine 21(22), 2628–2639. Available at www.ncbi.nlm.nih.gov/pubmed/9045348

Williams, N.H., Hendry, M., Lewis, R., Russell, I., Westmoreland, A. and Wilkinson, C. (2007) 'Psychological response in spinal manipulation (PRISM): A systematic review of psychological outcomes in randomised controlled trials.' Complementary Therapies in Medicine 15(4), 271–283. Available at www.ncbi.nlm.nih. gov/pubmed/18054729

Win, N.N., Jorgensen, A.M., Chen, Y.S. and Haneline, M.T. (2015) 'Effects of upper and lower cervical spinal manipulative therapy on blood pressure and heart rate variability in volunteers and patients with neck pain: A randomized controlled, cross-over, preliminary study.' Journal of Chiropractic Medicine 14(1), 1–9. Available at www.ncbi.nlm.nih.gov/pubmed/26693212

Wright, A. (1995) 'Hypoalgesia post-manipulative therapy: A review of a potential neurophysiological mechanism.' Manual Therapy 1(1), 11–16. Available at www.ncbi.nlm. nih.gov/pubmed/11327789

Younes, M., Nowakowski, K., Didier-Laurent, B., Gombert, M. and Cottin, F. (2017) 'Effect of spinal manipulative treatment on cardiovascular autonomic control in patients with acute low back pain.' Chiropractic & Manual Therapies 25, 33. Available at www.ncbi.nlm.nih.gov/ pubmed/29214015

Zafereo, J. and Deschenes, B.K. (2015) 'The role of spinal manipulation in modifying central sensitization.' Journal of Applied Biobehavioral Research 20(2), 84–99. Available at www. researchgate.net/ publication/277560942_The_Role_of_Spinal_Manipulation_in_Modifying_ Central_Sensitization

Zedka, M., Prochazka, A., Knight, B., Gillard, D. and Gauthier, M. (1999) 'Voluntary and reflex control of human back muscles during induced pain.' The Journal of Physiology 520(2), 591–604. Available at www. ncbi.nlm.nih.gov/pubmed/10523425

Zegarra-Parodi, R., Park, P.Y., Heath, D.M., Makin, I.R., Degenhardt, B.F. and Roustit, M. (2015) 'Assessment of skin blood flow following spinal manual therapy: A systematic review.' Manual Therapy 20(2), 228–249. Available at www.ncbi.nlm.nih.gov/pubmed/25261088

Zhang, J., Dean, D., Nosco, D., Strathopulos, D. and Floros, M. (2006) 'Effect of chiropractic care on heart rate variability and pain in a multisite clinical study.' Journal of Manipulative and Physiological Therapeutics 29(4), 267–274. Available at www.ncbi.nlm.nih.gov/ pubmed/16690380

# 第二章

# 手法治疗对内脏的影响

整脊操作是针对肌肉骨骼疼痛和残疾的一种无创手法治疗，如果熟练和适当地应用，会是一种安全、有效的治疗方法。目前，尚无有力的科学证据支持其用于非肌肉骨骼疾病的治疗。尽管整脊操作的支持者认为其对内脏疾病同样有效，但由于缺乏可靠的证据，目前对此尚存争议。本章描述了有关整脊操作的内脏反应理论及相关的生理学证据。

## 目前的认识

整脊操作是一种特殊的手法治疗。与传统医学的医生不同，整脊治疗师将患者视为身体和思想的统一体，认为人的身体是一个有机整体，所有部分相互依存，并以脊柱完整性作为健康的一个指标。因此，手法治疗师认为，一个人的健康取决于机体所有结构（包括骨骼、肌肉、肌腱、韧带和器官）平稳地发挥功能。通过对患者的肌肉或关节进行操作，有助于实现人体的自我修复和异常结构的纠正（Di Fabio，1992；Vickers 和 Zollman，1999）。

若干研究已经证实，整脊操作会影响某些器官的功能（Bakris 等，2007；Budgell，1999；Hawk 等，2007），但整脊操作如何影响内脏功能，以及这些作用可否用于内脏疾病的治疗尚不清楚。早期关于整脊操作对内脏的影响多集中于所谓的恢复内脏活力方面。最近的理论则指出，整个机体被连续的结缔组织网（即筋膜）所包绕；机体的所有器官和结构都具有滑动性，并且可以实现同步滑动；内脏依赖这种同步作用来平稳地发挥功能（Hall，2012）。在健康个体中，无论机体的运动如何变化，这种平衡都始终保持稳定。当黏附形成或肌张力异常破坏了运动的同步性时，会导致器官之间的张力失衡，限制了机体的正常运动，反过来又导致各种疾病和功能障碍。

整脊治疗师认为，应首先通过触诊发现问题的根源，然后通过整脊操作对生物动力学改变（如位置和运动异常）进行调整来纠正这种失衡。由于脊柱和内脏之间没有直接的神经联系，许多整脊治疗的批评者拒绝了这一主张。某些人甚至指出，这种说法是完全不现实的，内脏功能的实现并不依赖脊神经根信号，因为即使脊神经根被切断，器官也可以平稳地自行发挥功能。因此，批评者认为没有充分的证据支持整脊操作可用于内脏疾病的治疗。他们认为，整脊操作之所以可以治疗肌肉骨骼疾病，是因为肌肉骨骼结构的功能实现依赖于自椎管穿出的脊神经（Ingraham，2017）。

# 脊柱和器官之间没有神经联系：简短的反驳

不可否认的是，整脊治疗的批评者提出的其在治疗内脏疾病方面的神经生理学局限性确实是存在的。但是，我们强烈反对这样的论点，即采用整脊操作来调节内脏功能是不现实的。尽管文献资料很少，但有证据表明整脊操作对某些内脏疾病有益（Bakris 等，2007；Budgell，1999）。虽然缺乏全面的神经生物学证据来证明我们的上述观点是正确的，但这不是因为内脏和脊柱之间没有神经联系，而是关于相关神经机制的案例研究和对照试验有限（Bolton 和 Budgell，2012）。迄今为止，仅进行了一些基本的人体生理学研究来确定整脊操作潜在的内脏反应机制。部分作者将这些反应归因于躯体自主反射（Jowsey 和 Perry，2010；Moulson 和 Watson，2006；Perry 等，2011），但也有人提出了其他机制，如体液相关通路（Bolton 和 Budgell，2012）。

自主神经系统（ANS）控制机体的非随意反应，参与各种器官如心、肾、肝、肺和消化腺等的功能调节。ANS 与伤害感受系统（疼痛）也在多个水平上具有潜在的相互作用，包括脑干、前脑、外周和脊髓背角（Benarroch，2006）。因此，任何影响 ANS 功能的干预措施都具有重要的临床意义。整脊操作对 ANS 的影响已得到充分证实，并表现为各种结果指标的改变，如心率、瞳孔反射和皮肤血流指数的改变（Bolton 和 Budgell，2012；Sampath 等，2015）。此外，关于神经内分泌反应的研究报道了整脊操作可诱导血清皮质醇水平升高（Padayachy 等，2010；Plaza-Manzano 等，2014）。因此，在关于整脊治疗的理论中，外周交感神经系统（PSNS）在疼痛和炎症的调控方面具有重要作用。

此外，Sampath 等（2015）在回顾了一系列力学研究后提出假设，认为整脊操作可能同时激活 ANS 和内分泌系统。由于这两个系统可以协同工作，因此作者推断整脊操作后 ANS 的变化可能伴随下丘脑－垂体－肾上腺（HPA）轴的功能改变，并提出了可能的神经框架。综上所述，可以发现关于整脊操作对内脏的作用的研究可以考虑自主调节反应和液体通路。此外，认为对脊柱的机械刺激没有影响内脏的神经生物学基础是完全没有根据的。即使人体器官与脊柱之间没有直接的神经联系，整脊操作也可能通过 ANS 导致内脏的改变。

## 是误会还是故意的误解？

某些反对者对整脊治疗非常苛刻，认为其从头到脚一无是处。他们未能充分理解整脊操作的基本原理和逻辑，无论有无证据都认为所有相关理论解释都存在缺陷。他们的观点是既然完全切断脊神经根，内脏功能也不会受影响，因此该疗法没有任何意义。事实真的是这样吗？

确实，完全离断脊神经根肯定会使肌肉骨骼的某些组分麻痹，但不会使内脏麻痹，但这并不等于严重的脊髓损伤不会影响内脏。发生严重的脊髓神经损伤后，短时间内脏将继续平稳运行，但是从长期来看其功能也会受到严重影响。事实上，随着时间的推移，伤后会逐渐出现自主神经功能失调，最终导致内脏功能障碍和机体整体健康状况恶化（Sezer、Akkus 和 Uğurlu，2015；Stein 等，2015、2010）。这实际上从一个方面证明了最古老的整脊治疗理论，即人体所有器官和结构相互依存，并且健康的脊柱对机体整体的健康至关重要。此外，由于整脊操作会影响 ANS，尽管这些作用是间接的，据此认为整脊治疗不能影响内脏功能的论点是站不住脚的。

另一方面，我们认为批评者也误解了通过整脊操作治疗内脏疾病的概念。通过整脊操作治疗内脏疾病的理论基础，是人体所有的器官和结构都被连续的筋膜所包绕，会同步地发生运动，联系脊柱与内脏的实际上是筋膜而不是神经。筋膜是由纤维状胶原组织组成的连续网络，具有在张力下调节其弹性和黏弹性的能力（Findley 等，2012），可通过多种方式发挥支持作用：

- 为人体代谢系统提供持续的生理支持

- 实现机体各个部分的连接、交流和协调
- 参与血流动力学和各种生化过程
- 协助应对机械应力
- 保持姿势和进行运动
- 易化运动

整脊操作对筋膜的作用已得到证实。据报道，手法治疗会破坏筋膜的异常交联，降低筋膜张力并使筋膜的运动正常化（Harper、Steinbeck 和 Aron，2016；Oulianova，2011；Simmonds、Miller 和 Gemmell，2012）。因此，通过整脊操作来纠正内脏运动的失衡是合理的。

总之，我们建议反对者在对整脊操作打上"有争议"的标签之前，应首先弄清脊柱机械刺激背后的治疗目标。与常规治疗措施不同，整脊操作不是治愈性疗法，其最终目标是为机体的自我修复创造最佳条件。整脊操作通过 ANS 影响内脏功能并松解筋膜受限的部位，实际上向大脑发送了"SOS"信号并为随后机体的自我修复铺平了道路。

# 参阅文献

Bakris, G., Dickholtz Sr, M., Meyer, P.M., Kravitz, G., Avery, E., Miller, M. et al. (2007) 'Atlas vertebra realignment and achievement of arterial pressure goal in hypertensive patients: A pilot study.' Journal of Human Hypertension 21(5), 347.

Benarroch, E.E. (2006) 'Pain-autonomic interactions.' Neurological Sciences 27(Suppl. 2), S130–S133. Available at www.ncbi.nlm.nih.gov/pubmed/16688616

Bolton, P.S. and Budgell, B. (2012) 'Visceral responses to spinal manipulation.' Journal of Electromyography and Kinesiology 22(5), 777–784.

Budgell, B.S. (1999) 'Spinal manipulative therapy and visceral disorders.' Chiropractic Journal of Australia 29, 123–128.

Di Fabio, R.P. (1992) 'Efficacy of manual therapy.' Physical Therapy 72(12), 853–864.

Findley, T., Chaudhry, H., Stecco, A. and Roman, M. (2012) 'Fascia research – A narrative review.' Journal of Bodywork and Movement Therapies 16(1), 67–75.

Hall, H. (2012) 'Visceral Manipulation Embraced by the APTA.' Science-Based Medicine. Available at https://sciencebasedmedicine.org/visceral-manipulation-embraced-by-the-apta Harper, B., Steinbeck, L. and Aron, A. (2016) 'The effect of adding Fascial Manipulation® to the physical therapy plan of care for low back pain patients.' Journal of Bodywork and Movement Therapies 1(20), 148–149.

Hawk, C., Khorsan, R., Lisi, A.J., Ferrance, R.J. and Evans, M.W. (2007) 'Chiropractic care for nonmusculoskeletal conditions: A systematic review with implications for whole systems research.' The Journal of Alternative and Complementary Medicine 13(5), 491–512.

Ingraham, P. (2017) 'Spinal nerve roots do not hook up to organs!' PainScience.com. Available at www. painscience.com/articles/spinal-nerves-and-organs.php

Jowsey, P. and Perry, J. (2010) 'Sympathetic nervous system effects in the hands following a grade III postero-anterior rotatory mobilisation technique applied to T4: A randomised, placebocontrolled trial.' Manual Therapy 15(3), 248–253.

Moulson, A. and Watson, T. (2006) 'A preliminary investigation into the relationship between cervical snags and sympathetic nervous system activity in the upper limbs of an asymptomatic population.' Manual Therapy 11(3), 214–224.

Oulianova, I. (2011) 'An Investigation into the Effects of Fascial Manipulation on Dysmenorrhea.'Doctoral dissertation, RMTBC.

Padayachy, K., Vawda, G.H.M., Shaik, J. and McCarthy, P.W. (2010) 'The immediate effect of low back manipulation on serum cortisol levels in adult males with mechanical low back pain.' Clinical Chiropractic 13(4), 246–252.

Perry, J., Green, A., Singh, S. and Watson, P. (2011) 'A preliminary investigation into the magnitude of effect of lumbar extension exercises and a segmental rotatory manipulation on sympathetic nervous system activity.' Manual Therapy 16(2), 190–195.

Plaza-Manzano, G., Molina, F., Lomas-Vega, R., Martínez-Amat, A., Achalandabaso, A. and Hita-Contreras, F. (2014) 'Changes in biochemical markers of pain perception and stress response after spinal manipulation.' Journal of Orthopaedic & Sports Physical Therapy 44(4), 231–239.

Sampath, K.K., Mani, R., Cotter, J.D. and Tumilty, S. (2015) 'Measureable changes in the neuroendocrinal mechanism following spinal manipulation.' Medical Hypotheses 85(6), 819–824.

Sezer, N., Akkuş, S. and Uğurlu, F.G. (2015) 'Chronic complications of spinal cord injury.' World Journal of Orthopedics 6(1), 24.

Simmonds, N., Miller, P. and Gemmell, H. (2012) 'A theoretical framework for the role of fascia in manual therapy.' Journal of Bodywork and Movement Therapies 16(1), 83–93.

Stein, D.M., Menaker, J., McQuillan, K., Handley, C., Aarabi, B. and Scalea, T.M. (2010) 'Risk factors for organ dysfunction and failure in patients with acute traumatic cervical spinal cord injury.' Neurocritical Care 13(1), 29–39.

Vickers, A. and Zollman, C. (1999) 'ABC of complementary medicine: The manipulative therapies: Osteopathy and chiropractic.' British Medical Journal 319(7218), 1176.

# 第 三 章

# 关于运动触诊的错误观念

运动触诊是一种手法治疗人员广泛使用的技术，多用于脊柱功能障碍的诊断，通常用于确定关节受限、脊柱水平不对称以及椎体运动受限 / 过度的区域，有助于确定患者是否需要接受整脊治疗；如果需要，可以在哪里施力（Bergmann 和 Peterson，2010）。运动触诊还可以检测与脊柱相关的其他区域（如肩部或臀部）的功能改变。最近在澳大利亚的物理治疗师中进行的一项研究，报道约 98% 的受访者通过手动触诊试验来做出治疗决定（Abbott 等，2009）。

目前，已开发出各种运动触诊技术来发现不同脊柱水平的不同程度的运动受限，但其在评估脊柱功能障碍方面的临床实用性一直存在争议（Walker 等，2015）。手法治疗的支持者认为它是发现脊柱异常的有效且可靠的指标，但由于一致性指数较低，多数研究认为其不可靠（Cooperstein 和 Young，2016；Haneline 等，2008；Huijbregts，2002；Walker，2015）。由于检查工具的可靠性是其临床实用性的前提，因此通过运动触诊指导治疗值得怀疑。

本章内容旨在增进我们对脊椎运动触诊有效性和可靠性的理解。

## 运动触诊的评估者内和评估者间信度

进行运动触诊时，可靠性是指在相同条件下重复进行操作时结果的一致程度。评估者内信度是指同一评估者多次进行操作所获得的结果的一致程度。评估者间信度是指两名或多名评估者进行同一操作所获得的结果的一致程度（Watkins 和 Portney，2009）。在过去的几十年中，进行了大量研究来确定运动触诊的可靠性，但结果显示，对运动触诊可靠性的评估因研究而异（Walker 等，2015）。使用 $\kappa$ 值来体现评估者内信度的文献表明其可靠性适中。另一方面，已经发现运动触诊的评估者间可靠性较差（Haneline 等，2008）。Huijbregts（2002）提出，造成评估者内信度高于评估者间信度的原因，可能是评估者在错误的脊柱水平对运动受限进行了检测。Nyberg 和 Russell Smith（2013）指出，在运动触诊过程中治疗师关注点的不同也可能是评估者间信度较低的原因之一。他们指出，一些治疗师可能专注于观察脊柱的移位程度，而另一些人则可能更专注于对移位速度的评估。为评估运动触诊研究的质量而进行的系统回顾发现，多数此类研究存在统计学和方法学的重大缺陷（Stochkendahl 等，2003、2006；van Trijffel 等，2005）。在 Haneline 等（2008）最近的综述中，发现检索到的44 篇文献中只有 4 篇质量合格。这些研究中常见的方法学缺陷包括患者选择不当、评估者经验不足、使用了不相关的评估量表以及可重复性低等。此外，在多数早期研究中，治疗师不允许对不同程度的脊椎僵硬进行检测，显然也影响了评估者间信度水平（Cooperstein 和 Young，2016）。尽管有这些限制，但多数高质量研究的结果显示运动触诊的评估者间信度较低。

可能造成运动触诊可靠性低的原因包括：

- 触诊步骤的差异
- 对节段运动异常的不正确解释
- 脊柱标志物识别不正确
- 患者间的解剖差异

另外，Cooperstein 和 Young（2016）认为，如果根据治疗师的置信度对结果进行分层后再进行连续分析，那么评估者间信度可明显提高。他们建议，治疗师不应通过逐段评估来识别脊柱僵硬，而应先找到最僵硬的脊柱水平，并以置信度作为替代指标来确定脊柱僵硬的程度。Bracht 等（2015）认为，治疗师对测试结果缺乏信心也会影响评估者间信度。

## 运动触诊试验的可靠性

运动触诊试验遵循 Fryette 法则。该法则是一组三个定律，可作为整脊治疗师识别脊柱功能障碍的指导原则。这些定律表明，一个脊柱平面存在的功能障碍会对其他平面的椎骨运动产生负面影响（DiGiovanna、Schiowitz 和 Dowling，2005）。前两个定律推定，当一个或多个椎骨对线不佳时，椎骨将向具有更大运动自由度的一侧发生运动。例如，根据第一定律，如果 T3 和 T4 的位置不对称，则脊柱会向右屈曲并同时向左水平旋转。简而言之，这些定律意味着椎骨会自然趋向活动度相对较低的一侧（Nelson 和 Glonek，2007）。

关于椎骨机械功能障碍的研究表明，下腰痛（LBP）患者的脊柱关节运动减少。Passias 等（2011）进行了相关研究，目的是量化椎体的异常运动，发现与无症状的正常人相比，椎间盘源性 LBP 患者存在脊柱节段性运动过度或不足。此外，尽管 Snider 等（2008）没有发现慢性 LBP 组和非 LBP 组患者的脊柱在静态旋转不对称的发生率上存在显著差异，但报道说慢性 LBP 组的静态不对称性比无 LBP 组更大。这些发现进一步突出了识别旋转不对称的重要性以及可用于检测椎骨不对称的触诊试验的潜力。

手法治疗师经常通过运动触诊试验来确定椎骨的水平旋转不对称性，通过椎骨旋转试验检测椎骨位置是否不对称，并确定躯体功能障碍的严重程度。到目前为止，只有少数研究评估了椎骨旋转不对称性触诊试验的评估者内和评估者间的信度（Degenhardt 等，2005、2010；Holmgren 和 Waling，2008），但结果是相互矛盾的，并且不建议将运动触诊作为确诊椎骨不对称的可靠手段。最近，为了确认早期研究的结果，Bracht 等（2015）通过运动触诊试验评估了腰椎的旋转运动不对称性，以确定其评估者内和评估者间的信度。与之前的作者相似，他们发现所使用的运动触诊试验的评估者内和评估者间的信度较低。综上所述，可以认为通过运动触诊评估椎体旋转不对称的可靠性存疑。

## 建议

运动触诊试验在手法治疗中得到了广泛应用。由于这些试验的可靠性存疑，因此临床医生应遵循当前的临床建议来评估脊柱功能障碍。根据对之前研究结果的回顾，我们提出以下建议：

- 定性很重要。在对患者进行评估时，治疗师应更加关注脊柱运动范围末端的运动质量而不是运动的量。这是因为在临床上，发现运动异常比确定存在异常的确切水平更重要。手法治疗技术的选择，在很大程度上取决于脊柱是否存在运动受限以及触诊试验所引发的症状。Huijbregts（2002）提出，未能正确识别异常节段可能是评估者间信度低的原因之一。此外，Haneline 等（2008）通过系统回顾发现，采用定性方法或被动触诊的研究的一致性比采用定量方法的研究更高。

• 考虑疼痛激发试验。除了采用被动运动触诊试验外，治疗师还应重点观察受刺激的脊柱节段的疼痛反应。疼痛激发试验已显示出比运动触诊更高的可靠性，可用于识别脊柱功能障碍和不稳定（Hicks 等，2003；Malanga、Landes 和 Nadler，2003；Telli、Telli 和 Topal，2018）。另一方面，Nyberg 和 Russell Smith（2013）指出，使用被动触诊技术将有助于提高治疗师的触觉感知能力和辨别脊柱运动行为的能力。

# 参阅文献

Abbott, J.H., Flynn, T.W., Fritz, J.M., Hing, W.A., Reid, D. and Whitman, J.M. (2009) 'Manual physical assessment of spinal segmental motion: Intent and validity.' Manual Therapy 14(1), 36–44.

Bergmann, T.F. and Peterson, D.H. (2010) Chiropractic Technique: Principles and Procedures. St Louis, MO: Elsevier Health Sciences.

Bracht, M.A., Nunes, G.S., Celestino, J., Schwertner, D.S., França, L.C. and de Noronha, M. (2015) 'Inter- and intra-observer agreement of the motion palpation test for lumbar vertebral rotational asymmetry.' Physiotherapy Canada 67(2), 169–173.

Cooperstein, R. and Young, M. (2016) 'The reliability of spinal motion palpation determination of the location of the stiffest spinal site is influenced by confidence ratings: A secondary analysis of three studies.' Chiropractic and Manual Therapies 24(1), 50.

Degenhardt, B.F., Johnson, J.C., Snider, K.T. and Snider, E.J. (2010) 'Maintenance and improvement of interobserver reliability of osteopathic palpatory tests over a 4-month period.' The Journal of the American Osteopathic Association 110(10), 579–586.

Degenhardt, B.F., Snider, K.T., Snider, E.J. and Johnson, J.C. (2005) 'Interobserver reliability of osteopathic palpatory diagnostic tests of the lumbar spine: Improvements from consensus training.' The Journal of the American Osteopathic Association 105(10), 465–473.

DiGiovanna, E.L., Schiowitz, S. and Dowling, D.J. (eds) (2005) An Osteopathic Approach to Diagnosis and Treatment. Philadelphia, PA: Lippincott Williams & Wilkins.

Haneline, M.T., Cooperstein, R., Young, M. and Birkeland, K. (2008) 'Spinal motion palpation: A comparison of studies that assessed intersegmental end feel vs excursion.' Journal of Manipulative and Physiological Therapeutics 31(8), 616–626.

Hicks, G.E., Fritz, J.M., Delitto, A. and Mishock, J. (2003) 'Interrater reliability of clinical examination measures for identification of lumbar segmental instability.' Archives of Physical Medicine and Rehabilitation 84(12), 1858–1864.

Holmgren, U. and Waling, K. (2008) 'Inter-examiner reliability of four static palpation tests used for assessing pelvic dysfunction.' Manual Therapy 13(1), 50–56.

Huijbregts, P.A. (2002) 'Spinal motion palpation: A review of reliability studies.' Journal of Manual and Manipulative Therapy 10(1), 24–39.

Malanga, G.A., Landes, P. and Nadler, S.F. (2003) 'Provocative tests in cervical spine examination: Historical basis and scientific analyses.' Pain Physician 6(2), 199–206.

Nelson, K.E. and Glonek, T. (eds) (2007) Somatic Dysfunction in Osteopathic Family Medicine. Philadelphia, PA: Lippincott Williams & Wilkins.

Nyberg, R.E. and Russell Smith, A. (2013) 'The science of spinal motion palpation: A review and update with implications for assessment and intervention.' Journal of Manual and Manipulative Therapy 21(3), 160–167.

Passias, P.G., Wang, S., Kozanek, M., Xia, Q., Li, W., Grottkau, B. et al. (2011) 'Segmental lumbar rotation in patients with discogenic low back pain during functional weight-bearing activities.' The Journal of Bone and Joint Surgery 93(1), 29.

Snider, K.T., Johnson, J.C., Snider, E.J. and Degenhardt, B.F. (2008) 'Increased incidence and severity of somatic dysfunction in subjects with chronic low back pain.' The Journal of the American Osteopathic Association 108(8), 372–378.

Stochkendahl, M.J., Christensen, H.W., Hartvigsen, J., Vach, W., Haas, M., Hestbaek, L. et al. (2006) 'Manual examination of the spine: A systematic critical literature review of reproducibility.' Journal of Manipulative and Physiological Therapeutics 29(6), 475–485.

Telli, H., Telli, S. and Topal, M. (2018) 'The validity and reliability of provocation tests in the diagnosis of sacroiliac joint dysfunction.' Pain Physician 21(4), E367–E376.

van Trijffel, E., Anderegg, Q., Bossuyt, P.M.M. and Lucas, C. (2005) 'Inter-examiner reliability of passive assessment of intervertebral motion in the cervical and lumbar spine: A systematic review.' Manual Therapy 10(4), 256–269.

Walker, B.F., Koppenhaver, S.L., Stomski, N.J. and Hebert, J.J. (2015) 'Interrater reliability of motion palpation in the thoracic spine.' Evidence-Based Complementary and Alternative Medicine 2015, 815407. Available at www.ncbi.nlm.nih.gov/pubmed/26170883

Watkins, M.P. and Portney, L. (2009) Foundations of Clinical Research: Applications to Practice. Upper Saddle River, NJ: Pearson/Prentice Hall.

# 第 四 章

# 颈 椎

颈椎包括位于枕骨（O）和第一胸椎（T1）之间的 7 块椎骨，是人体脊柱最细的部分，功能是支撑头部并保证各种头部运动的正常进行（König 和 Spetzger，2016；Souza，2016）。头部相对于颈椎的位置可能会导致受伤，可通过颈椎手法操作（CSM）进行治疗。CSM 技术"是一种手法治疗技术，使椎体关节在正常运动范围和正常完整性极限内被动移动"（Ernst，2007）。整脊治疗师最常使用该技术，而其他手法治疗师和医师则较少使用（Ernst，2007）。

整脊治疗师通过 CSM 技术来减轻颈部疼痛并恢复其最佳功能，但可能导致发生严重不良事件的风险增高（Yamamoto 等，2018）。对之前 5 年内发表的病例进行回顾，Ernst 等（2007）发现 CSM 技术与各种血管意外和非血管并发症之间存在因果关系，并且通常后果严重。最近一项研究对采用 CSM 技术、专业指导下的家庭锻炼和药物来治疗急性和亚急性颈部疼痛的结果进行了比较，发现两种手法治疗的结果没有统计学差异；进一步分析发现，无论短期还是长期，两者均比药物治疗效果更好（Bronfort 等，2012）。

虽然总体上来说关于 CSM 技术有效性的研究很少，但是越来越多的安全问题使得建立 CSM 技术的教学和实践指导原则的要求变得十分迫切（Yamamoto 等，2018）。一个例子是"手法治疗前检查颈部是否存在潜在的颈动脉功能障碍的国际框架"，该框架的建立是为了帮助治疗师进行临床推断而非强制性的（Rushton 等，2014）。对于使用 CSM 技术进行治疗的人员来说，必须熟悉这些准则以最大限度地减少治疗后的不良后果。

本章探讨了颈椎关节及其运动范围，总结了可用于诊断颈部严重病变的特殊试验，讨论了常见的颈椎损伤和使用 CSM 技术的危险信号。

# 关节

颈椎常被分为两个不同的生理学区域，即上颈椎（O–C2）和下颈椎（C3–C7）（Souza，2016）。由于寰椎（C1）和枢椎（C2）的独特形态和关节，上颈椎可提供大部分的头部旋转运动（König 和 Spetzger，2016；Shen、Samartzis 和 Fessler，2015；Souza， 2016）。寰椎没有椎体，取而代之的是前结节，呈独特的环状外观。另一方面，枢椎有齿（状）突，与寰椎前结节的后方形成滑膜关节（Shen 等，2015）。下颈椎（C3-C6）的椎骨非常相似，由相对较宽的椎体、横突、椎弓根和分叉棘突组成（Shen 等，2015；Standring，2016）。下位颈椎的上关节突与相邻的颅侧椎骨的下关节突形成椎间滑膜关节（小关节），以引导和限制节段运动（König 和 Spetzger，2016）。颈椎的关节见表4.1。

表 4.1　颈椎的关节

| 名称 | 描述 | 功能 |
|---|---|---|
| 寰枕关节（O–C1） | • 椭圆形的滑膜关节<br>• 由寰椎和枕骨髁形成关节<br>• 双侧 | • 约占整个颈部屈伸的50%<br>• 保持和支持头部和颈部的重量和运动 |
| 寰枢关节（C1–C2） | • 由3个滑膜关节组成的复杂关节<br>• 由寰椎和枢椎形成关节<br>• 由一对平面关节（外侧）和一个枢轴关节（中间）组成 | • 约占整个颈椎旋转的50%<br>• 保持和支持头部和颈部的重量和运动 |
| 颈下关节（C3–C7） | • 始于枢椎下表面，止于T1上表面<br>• 包括钩突关节、椎间盘和关节突关节（小关节） | • 约占整个颈部屈伸和旋转的50% |

引自：Johnson（1991）；Standring（2016）；White 和 Panjabi（1990）

# 活动范围

颈椎运动涉及6个不同方向：前屈，后伸，左/右侧屈以及左/右旋转（König

和 Spetzger，2016；表 4.2），颈椎的各种运动通常是这些基本运动的组合（König 和 Spetzger，2016）。"颈椎可以旋转约 90°，侧屈约 45°，前屈约 60°，后伸约 75° "（Budd 等，2017）。

表 4.2　颈椎的活动范围

| 节段 | 运动范围 |
| --- | --- |
| O–C1 | • 屈伸约 25°<br>• 轴向旋转约 5°<br>• 侧屈约 7° |
| C1–C2 | • 屈伸约 15°<br>• 轴向旋转约 30°<br>• 侧屈 ≤ 4° |
| C2–C3 | • 屈伸约 8°<br>• 旋转约 9°<br>• 侧屈约 10° |
| C3–C4 | • 屈伸约 13°<br>• 旋转约 12°<br>• 侧屈约 10° |
| C4–C5 | • 屈伸约 19°<br>• 旋转约 12°<br>• 侧屈约 10° |
| C5–C6 | • 屈伸约 17°<br>• 旋转约 14°<br>• 侧屈约 8° |
| C6–C7 | • 屈伸约 16°<br>• 旋转约 10°<br>• 侧屈约 7° |

引自：Schafer 和 Faye (1990)；Tubbs 等 (2010, 2011)

# 常见损伤

当头部受力被迫快速极限屈曲、伸展或侧屈时，会形成潜在的致伤性杠杆效应，这在机动车事故和坠落中常见（Budd 等，2017；Souza，2016）。"某些局部问题包括颈椎劳损、扭伤、椎间盘破裂（疼痛）或颈椎退变、'甩鞭'

样损伤和肌筋膜疼痛"（Budd 等，2017）。

由于椎血管邻近颈椎，CSM 特征性的突然的颈部运动可造成自发性椎动脉夹层形成（Kennell 等，2017）。然而，最近的病例对照研究发现，与初级保健医生针对头痛和颈部疼痛进行的治疗相比，整脊治疗和脑卒中之间存在相似的关联，提示先前存在的病变可能会使 CSM 的结果复杂化（Cassidy 等，2008；Hutting 等，2018；Kennell 等，2017；表 4.3）。

**表 4.3　颈椎的常见损伤**

| 常见损伤 | 特征 |
|---|---|
| 寰枕脱位 | • 显著不稳定的颅颈损伤，伴有较高的神经系统并发症发生率和死亡率<br>• 常与连接头、颈的骨和韧带损伤有关<br>• 脱位可能是由过度屈伸造成的，如机动车事故<br>• 占致命性交通事故的 8%~31%，约占致命性颈椎损伤的 10% |
| Jefferson 骨折 | • 向下的压力导致的寰椎骨折（C1）<br>• 可累及前、后弓或两者皆受累<br>• 严重时可造成寰椎四部分骨折<br>• 约占颅颈损伤的 25%，占颈椎损伤的 2%~13%，约占脊柱骨折的 1.3% |
| 齿突骨折 | • 最常见于颈椎过伸损伤<br>• 也可由颈椎过屈引起<br>• 发生于 C2 齿突基底部<br>• 不愈合发生率较高<br>• 骨折段的替代可在前、后方或外侧进行<br>• 占颈椎骨折的 10%~15% |
| 寰枢椎不稳 | • 寰枢椎复合体（C1 和 C2）病变，颈部旋转受限<br>• 通常是先天性的，也可由横韧带、邻近韧带或寰枢椎外侧关节的病理性松弛引起<br>• 如由横韧带破裂引起，屈曲过程中上颈段没有旋转成分<br>• 可导致脊髓损伤<br>• 罕见，除非合并唐氏综合征或类风湿关节炎等 |
| Hangman 骨折 | • 高度不稳定性骨折，与 C2–C3 小关节脱位相关<br>• 通常是机动车事故的结果<br>• C2 双侧椎弓根骨折<br>• 发生率约为每 10 万人中 0.4 人 |

引自：Goldberg 等（2001）；Hall 等（2015）；Hu 等（2014）；Labler 等（2004）；Lacy 和 Gillis（2018）；Robinson 等（2017）；Standring（2016）；Tenny 和 Varacallo（2018）；Trafton（1982）

# 红旗表现

治疗师应通过详细的病史采集和体格检查，来筛查可能提示存在潜在病变的红旗表现（危险信号或警报信号，Haider 等，2018；表4.4）。彻底筛查患者的检查数据，有助于治疗师更准确地确定患者是否需要转诊（Olson，2016）。最新的指南概述了各种红旗表现，后者与脊柱存在严重基础疾病的风险增加有关（Verhagen 等，2016）。治疗师掌握最新的红旗表现知识后，他们的自信心就会得到明显提升，这反过来又会激发患者的信心，即使治疗师强调可能需要进一步确认是否存在严重疾病（Greenhalgh 和 Selfe，2006）。多数指南建议先针对红旗表现进行筛查，尽管不同指南中的红旗表现可能会有所不同，对红旗表现的精确定义也可能不同（Verhagen 等，2016）。如果检测到红旗表现，治疗师应通过良好的临床判断和高度谨慎的态度，将采用 CSM 技术治疗后发生不良事件的风险降至最低（表4.4）。

颈动脉功能障碍涵盖了一系列可能累及颈内动脉和椎动脉的疾病，动脉夹层形成是文献报道中最常见的（Buja 和 Butany，2016；Vaughan 等，2016）。治疗师应在进行 CSM 操作前筛查颈动脉夹层（CAD）和椎动脉夹层（VAD），以防手法治疗后发生不良事件（Puentedura 等，2012；Vaughan 等，2016）。与动脉夹层形成相关的征象如头痛或颈痛不容忽视（Britt 和 Bhimji，2018；Vaughan 等，2016）。在筛查动脉夹层时，治疗师应确认患者是否有感染、糖尿病病史，以及有无吸烟或耳鸣史，或进行体格检查，确认有无四肢无力、共济失调，检查血压、本体感受，并进行血管触诊（Chung 等，2015；Hutting 等，2013；Kerry 和 Taylor，2014；Vaughan 等，2016）。针对颈动脉功能障碍的血压筛查十分重要，因为该生命体征反映了患者的基础心血管状况，并可用于指导手法治疗（Frese、Fick 和 Sadowsky，2011）。如之前有创伤史，建议治疗师参考 CTA（计算机断层扫描血管造影）或 MRI 进行神经影像学检查（Gross、Fetto 和 Rosen，2016；Vaughan 等，2016）。

表 4.4　颈椎的红旗表现

| 病变 | 发生率（估计） | 症状和体征 |
|---|---|---|
| 椎动脉供血不足 | 在接受 CSM 治疗的患者中，每 40 万例 1 例到每 100 万例 6 例 | 跌落发作<br>头晕 / 眩晕<br>构音障碍<br>复视<br>与头部运动有关的头痛<br>脑神经体征 |
| 颈椎病 | 每 10 万人 1.6 例 | 手部感觉障碍<br>手部固有肌萎缩<br>阵挛<br>Babinski 征、Hoffman 征<br>步态不稳<br>膀胱和肠功能紊乱<br>反旋后肌征<br>反射亢进<br>多节段肌无力或感觉改变<br>年龄 > 45 岁 |
| 炎性或全身性疾病 | 在西方国家，每 100 人 5~7 例 | 症状逐渐出现<br>炎性疾病的家族史<br>疲劳<br>体温 > 37℃<br>血压 >160/95 mmHg<br>静息心率 >100 次 / 分<br>静息呼吸 > 25 次 / 分 |
| 肿瘤性疾病 | 在欧洲，男性为每 10 万人 559 例，女性为每 10 万人 454 例 | 年龄 > 50 岁<br>癌症病史<br>持续疼痛，不会随着卧床休息而减轻<br>不明原因的体重减轻<br>夜间痛 |
| 上颈椎韧带性不稳定 | 在接受整脊治疗的患者中，每 100 例 0.6 例 | 创伤后<br>枕部痛和麻木<br>颈部主动活动全范围内各向严重受限<br>颈椎病<br>唐氏综合征<br>类风湿关节炎 |

引自：Boogaarts 和 Bartels (2015)；Childs 等 (2005); El-Gabalawy、 Guenther 和 Bernstein (2010); Hutting 等 (2013); Lestuzzi、Oliva 和 Ferraù (2017); Olson (2016); Puentedura 等 (2012); WHO (2005)

# 特殊试验

表 4.5 并非详尽的特殊试验列表，但可以为治疗师提供该领域的指南。如果不确定对患者所做的解释是否合适，建议咨询合适的医学专家。

**表 4.5　颈椎的特殊试验**

| 试验 | 步骤 | 阳性表现 | 解释 |
|---|---|---|---|
| 椎动脉试验<br>敏感性 = 0 | 患者取仰卧位或坐位，头下垫枕，头顶与床头边缘平齐。在整个测试过程中，嘱患者将注意力集中在治疗师的额部。在治疗师支撑患者头部的情况下，使患者颈椎缓慢右旋至正常极限，停顿 3~5 秒，评估患者的反应并观察是否出现椎—基底动脉供血不足的症状。如果观察到阳性反应，则使头部恢复中立位或微屈的位置，并继续观察 | • 头昏<br>• 恶心和呕吐<br>• 跌落发作<br>• 听力或视力暂时丧失<br>• 针刺感<br>• 重视<br>• 面色发黄和大汗<br>• 麻痹<br>• 构音障碍 | 椎动脉受压或闭塞 |
| Sharp-Purser 试验<br>特异性 = 96%<br>预测值 = 85% | 患者取坐位，检查者站于患者一侧，用一只手平行于 C2 上表面将患者额部向后压，同时用另一只手稳定 C2。如果头部向后滑动，则提示存在寰枢椎不稳。手法操作可减轻寰枢椎不稳患者因颈部半屈引起的寰枢椎半脱位。向颅后滑动过多或试验后疼痛缓解被认为是阳性表现 | • 向颅后滑动过多，或试验后疼痛缓解<br>• 声音"嘶哑" | 寰枢椎不稳 |
| Spurling 试验<br>灵敏度 = 30%<br>特异性 = 93% | 患者取坐位，检查者站在患者身后，双手交叉置于患者头顶，使患者头部向症状侧被动屈曲并施加压力 | • 颈部或上肢症状再现 | 椎间孔狭窄 |

（续表）

| 试验 | 步骤 | 阳性表现 | 解释 |
|---|---|---|---|
| 颈部牵伸试验<br>特异性 = 94%<br>灵敏度 = 44% | 患者取仰卧位，头下垫枕并放松。检查者一只手置于患者枢椎神经弓处，另一只手置于枕部，通过将患者头部从水平面抬高 20°~25°，使患者的颈部屈曲到舒适的位置，并逐渐施加最大 14 kg 的牵引力。<br>如果在中立平面上未观察到任何症状，则应再次进行先微屈后伸展的动作 | • 手动牵引时垂直移动过多<br>• 颈椎牵引使症状减轻 | 胸膜不稳定<br>上颈椎韧带性不稳定 |

引自：Grant (1996)；Hartley (1995)；Mintken、Metrick 和 Flynn (2008)；Olson (2016)；Osmotherly、Rivett 和 Rowe (2012)；Rubinstein 等 (2007)

# 参阅文献

Boogaarts, H.D. and Bartels, R.H.M.A. (2015) 'Prevalence of cervical spondylotic myelopathy.' European Spine Journal 24(S2), 139–141. doi:10.1007/s00586-013-2781-x Britt, T.B. and Bhimji, S.S. (2018) 'Vertebral artery dissection.' StatPearls. Available at www.ncbi. nlm.nih.gov/pubmed/28722857

Bronfort, G., Evans, R., Anderson, A.V., Svendsen, K.H., Bracha, Y. and Grimm, R.H. (2012) 'Spinal manipulation, medication, or home exercise with advice for acute and subacute neck pain.' Annals of Internal Medicine 156(Part 1), 1. doi:10.7326/0003-4819-156-1-201201030-00002

Budd, M.A., Hough, S., Wegener, S.T. and Stiers, W. (2017) Practical Psychology in Medical Rehabilitation. Cham, Switzerland: Springer. doi:10.1007/978-3-319-34034-0

Buja, L.M. and Butany, J. (2016) Cardiovascular Pathology. Amsterdam: Elsevier. Cassidy, J.D., Boyle, E., Côté, P., He, Y., Hogg-Johnson, S., Silver, F.L. et al. (2008) 'Risk of vertebrobasilar stroke and chiropractic care.' Spine 33(Supplement), S176–S183. doi:10.1097/ BRS.0b013e3181644600

Childs, J.D., Flynn, T.W., Fritz, J.M., Piva, S.R., Whitman, J.M., Wainner, R.S. et al. (2005) 'Screening for vertebrobasilar insufficiency in patients with neck pain: Manual therapy decision-making in the presence of uncertainty.' Journal of Orthopaedic & Sports Physical Therapy 35(5), 300–306. Available at www.ncbi. nlm.nih.gov/pubmed/15966541

Chung, C.L., Côté, P., Stern, P. and L'Espérance, G. (2015) 'The association between cervical spine manipulation and carotid artery dissection: A systematic review of the literature.' Journal of Maipulative and Physiological Therapeutics 38(9), 672–676. doi:10.1016/j.jmpt.2013.09.005

El-Gabalawy, H., Guenther, L.C. and Bernstein, C.N. (2010) 'Epidemiology of immune-mediated inflammatory diseases: Incidence, prevalence, natural history, and comorbidities.' Journal of Rheumatology 37(Suppl. 85), 2–10. doi:10.3899/jrheum.091461

Ernst, E. (2007) 'Adverse effects of spinal manipulation: A systematic review.' Journal of the Royal Society of

Medicine 100(7), 330–338. doi:10.1258/jrsm.100.7.330

Frese, E.M., Fick, A. and Sadowsky, H.S. (2011) 'Blood pressure measurement guidelines for physical therapists.' Cardiopulmonary Physical Therapy Journal 22(2), 5–12. Available at www.ncbi.nlm.nih.gov/pubmed/21637392

Goldberg, W., Mueller, C., Panacek, E., Tigges, S., Hoffman, J.R., Mower, W.R. et al. (2001) 'Distribution and patterns of blunt traumatic cervical spine injury.' Annals of Emergency Medicine 38(1), 17–21. doi:10.1067/mem.2001.116150

Grant, R. (1996) 'Vertebral artery testing – The Australian Physiotherapy Association Protocol after 6 years.' Manual Therapy 1(3), 149–153. doi:10.1016/S0039-6109(16)42634-4

Greenhalgh, S. and Selfe, J. (2006) Red Flags: A Guide to Identifying Serious Pathology of the Spine. Philadelphia, PA: Churchill Livingstone Elsevier.

Gross, J.M., Fetto, J. and Rosen, E. (2016) Musculoskeletal Examination. 4th edn. Chichester: John Wiley & Sons.

Haider, Z., Rossiter, D., Shafafy, R., Kieffer, W. and Thomas, M. (2018) 'How not to miss major spinal pathology in neck pain.' British Journal of Hospital Medicine 79(7), C98–C102. doi:10.12968/hmed.2018.79.7.C98

Hall, G.C., Kinsman, M.J., Nazar, R.G., Hruska, R.T., Mansfield, K.J., Boakye, M., et al. (2015) 'Atlanto-occipital dislocation.' World Journal of Orthopedics 6(2), 236–243. doi:10.5312/wjo. v6.i2.236

Hartley, A. (1995) Practical Joint Assessment: Upper Quadrant: A Sports Medicine Manual. St Louis, MO: Mosby.

Hu, Y., Albert, T.J., Kepler, C.K., Ma, W.-H., Yuan, Z.-S. and Dong, W.-X. (2014) 'Unstable Jefferson fractures: Results of transoral osteosynthesis.' Indian Journal of Orthopaedics 48(2), 145–151. doi:10.4103/0019-5413.128750

Hutting, N., Scholten-Peeters, G.G.M., Vijverman, V., Keesenberg, M.D.M. and Verhagen, A.P. (2013) 'Diagnostic accuracy of upper cervical spine instability tests: A systematic review.' Physical Therapy 93(12), 1686–1695. doi:10.2522/ptj.20130186

Hutting, N., Kerry, R., Coppieters, M.W. and Scholten-Peeters, G.G.M. (2018) 'Considerations to improve the safety of cervical spine manual therapy.' Musculoskeletal Science and Practice 33, 41–45. doi:10.1016/j.msksp.2017.11.003

Johnson, R. (1991) 'Anatomy of the Cervical Spine and its Related Structures.' In J. Torg (ed.) Athletic Injuries to the Head, Neck, and Face. St Louis, MO: Mosby.

Kennell, K.A., Daghfal, M.M., Patel, S.G., SeSanto, J.R., Waterman, G.S. and Bertino, R.E. (2017) 'Cervical artery dissection related to chiropractic manipulation: One institution's experience.' The Journal of Family Practice 66(9), 556–562.

Kerry, R. and Taylor, A.J. (2014) 'Cervical spine pre-treatment screening for arterial dysfunction: Out with the old, in with the new.' In Touch 147(July), 10–14. doi:10.13140/2.1.1509.9526

König, A. and Spetzger, U. (2016) Degenerative Diseases of the Cervical Spine: Therapeutic Management in the Subaxial Section. Cham, Switzerland: Springer International Publishing. doi:10.1007/978-3-319-47298-0

Labler, L., Eid, K., Platz, A., Trentz, O. and Kossmann, T. (2004) 'Atlanto-occipital dislocation: Four case reports of survival in adults and review of the literature.' European Spine Journal 13(2), 172–180. doi:10.1007/s00586-003-0653-5

Lacy, J. and Gillis, C.C. (2018) 'Atlantoaxial instability.' StatPearls. Available at www.ncbi.nlm. nih.gov/pubmed/30137847

Lestuzzi, C., Oliva, S. and Ferraù, F. (eds) (2017) Manual of Cardio-Oncology. Cham, Switzerland: Springer International Publishing. doi:10.1007/978-3-319-40236-9

Mintken, P.E., Metrick, L. and Flynn, T. (2008) 'Upper cervical ligament testing in a patient with os odontoideum presenting with headaches.' Journal of Orthopaedic & Sports Physical Therapy 38(8), 465–

475. doi:10.2519/jospt.2008.2747

Olson, K.A. (2016) Manual Physical Therapy of the Spine. 2nd edn. St Louis, MO: Elsevier. Osmotherly, P.G., Rivett, D.A. and Rowe, L.J. (2012) 'The anterior shear and distraction tests for craniocervical instability. An evaluation using magnetic resonance imaging.' Manual Therapy 17(5), 416–421. doi:10.1016/j.math.2012.03.010

Puentedura, E.J., March, J., Anders, J., Perez, A., Landers, M.R., Wallmann, H.W. et al. (2012) 'Safety of cervical spine manipulation: Are adverse events preventable and are manipulations being performed appropriately? A review of 134 case reports.' The Journal of Manual and Manipulative Therapy 20(2), 66–74. doi:10.1179/2042618611Y.0000000022

Robinson, A.-L., Möller, A., Robinson, Y. and Olerud, C. (2017) 'C2 fracture subtypes, incidence, and treatment allocation change with age: A retrospective cohort study of 233 consecutive cases.' BioMed Research International, 1–7. doi:10.1155/2017/8321680

Rubinstein, S.M., Pool, J.J., van Tulder, M.W., Riphagen, I.I. and de Vet, H.C. (2007) 'A systematic review of the diagnostic accuracy of provocative tests of the neck for diagnosing cervical radiculopathy.' European Spine Journal 16(3), 307–319. doi:10.1007/s00586-006-0225-6

Rushton, A., Rivett, D., Carlesso, L., Flynn, T., Hing, W. and Kerry, R. (2014) 'International framework for examination of the cervical region for potential of cervical arterial dysfunction prior to orthopaedic manual therapy intervention.' Manual Therapy 19(3), 222–228. doi:10.1016/j.math.2013.11.005

Schafer, R.C. and Faye, L. (1990) Motion Palpation and Chiropractic Technic: Principles of Dynamic Chiropractic. Huntington Beach, CA: Motion Palpation Institute.

Shen, F.H., Samartzis, D. and Fessler, R.G. (eds) (2015) Textbook of the Cervical Spine. St Louis, MO: Elsevier Inc. Available at http://link.springer.com/10.1007/978-3-319-47298-0

Souza, T.A. (2016) Differential Diagnosis and Management for the Chiropractor: Protocols and Algorithms. 5th edn. Burlington, VA: Jones & Bartlett Learning.

Standring, S. (ed.) (2016) Gray's Anatomy: The Anatomical Basis of Clinical Practice. 41st edn. New York: Elsevier. Available at www.elsevier.com/books/grays-anatomy/standring/978-0-7020-5230-9

Tenny, S. and Varacallo, M. (2018) 'Fracture, odontoid.' StatPearls. Available at www.ncbi.nlm.nih.gov/pubmed/28722985

Trafton, P.G. (1982) 'Spinal cord injuries.' Surgical Clinics of North America 62(1), 61–72. doi:10.1016/S0039-6109(16)42634-4

Tubbs, R.S., Dixon, J., Loukas, M., Shoja, M.M. and Cohen-Gadol, A.A. (2010) 'Ligament of Barkow of the craniocervical junction: Its anatomy and potential clinical and functional significance.' Journal of Neurosurgery: Spine 12(6), 619–622. doi:10.3171/2009.12.SPINE09671

Tubbs, R.S., Hallock, J.D., Radcliff, V., Naftel, R.P., Mortazavi, M., Shoja, M.M. et al. (2011) 'Ligaments of the craniocervical junction.' Journal of Neurosurgery: Spine 14(6), 697–709.doi:10.3171/2011.1.SPINE10612

Vaughan, B., Moran, R., Tehan, P., Fryer, G., Holmes, M., Vogel, S. et al. (2016) 'Manual therapy and cervical artery dysfunction: Identification of potential risk factors in clinical encounters.' International Journal of Osteopathic Medicine 21, 40–50. doi:10.1016/j.ijosm.2016.01.007

Verhagen, A.P., Downie, A., Popal, N., Maher, C. and Koes, B.W. (2016) 'Red flags presented in current low back pain guidelines: A review.' European Spine Journal 25(9), 2788–2802.doi:10.1007/s00586-016-4684-0

White, A.A. and Panjabi, M.M. (1990) Clinical Biomechanics of the Spine. Philadelphia, PA:Lippincott. WHO (World Health Organization) (2005) WHO Guidelines on Basic Training and Safety in Chiropractic. Geneva: WHO.

Yamamoto, K., Condotta, L., Haldane, C., Jaffrani, S., Johnstone, V., Jachyra, P. et al. (2018) 'Exploring the teaching and learning of clinical reasoning, risks, and benefits of cervical spine manipulation.' Physiotherapy Theory and Practice 34(2), 91–100. doi:10.1080/09593985.2017.1375056

# 颈椎操作技术

## 坐位 C2~C7 操作

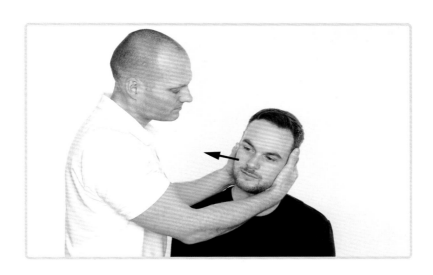

**患者体位：**坐位。

**操作者体位：**站于患者头部旋转的一侧。

**操作要点：**

- 自 C2 棘突（SP）向下数，操作者用一只手（接触手）找到患者颈部选定节段的关节柱，用示指和中指完成操作。
- 操作者的另一只手（支撑手）置于枕下区，作为支撑。
- 嘱患者头部放松置于操作者的接触手上，在控制下进行屈曲和侧屈。
- 在颈部屈曲的情况下，使患者头部向接触手侧屈，同时旋向对侧。
- 操作过程中，操作者注意将肘部贴近自己的身体。
- 感觉旋转轴在接触手上时，停止操作。
- 嘱患者吸气和呼气。
- 在呼气末进行操作。

# 仰卧位 C2~C7 操作

**患者体位：** 仰卧位。

**操作者体位：** 站于患者头部旋转的一侧。

**操作要点：**

- 自 C2 棘突（SP）向下数，操作者用一只手（接触手）找到患者颈部选定节段的关节柱，用示指和中指完成操作。
- 操作者的另一只手（支撑手）置于枕下区，作为支撑。
- 嘱患者头部放松置于操作者的接触手上，在控制下进行屈曲和侧屈。
- 在颈部屈曲的情况下，使患者头部向接触手侧屈，同时旋向对侧。
- 操作过程中，操作者注意将肘部贴近自己的身体。
- 感觉旋转轴在接触手上时，停止操作。
- 嘱患者吸气和呼气。
- 在呼气末进行操作。

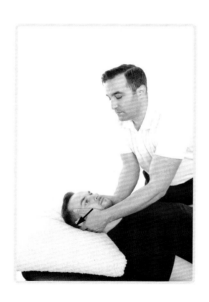 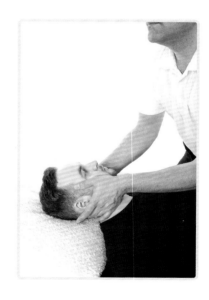

# 俯卧位 C2~C7 操作

**患者体位:** 俯卧位。

**操作者体位:** 站于操作床的一侧。

**操作要点:**

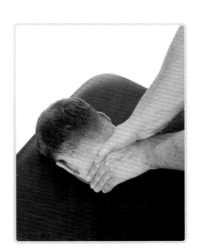

- 从 C2 棘突向下数,找到选定节段的关节柱,然后操作者将优势手(接触手)置于患者颈后部,保持第一掌指骨关节(MCP)接触,施加倾斜向下的推力。注意仅轻微加压,同时确认手指未掐住患者侧颈部。

- 用另一只手(支持手)来支撑和保护手指。

- 以较小的倾斜角度向目标部分轻微加压,使松弛的组织预紧。

- 嘱患者放松头部。

- 用接触手向下朝患者鼻孔或操作床开孔处倾斜加压。

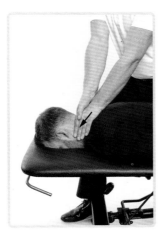 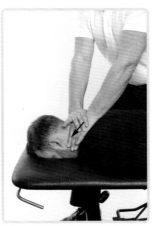 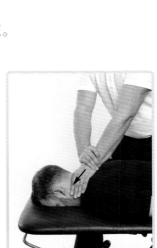

手位置一,加强拇指与目标部位的接触　　手位置二,加强手指与目标部位的接触　　手位置三,加强腕部

# 侧卧位 C2~C7 操作

**患者体位：**侧卧位。

**操作者体位：**站于操作床的一侧。

**操作要点：**

- 自 C2 棘突（SP）向下数，操作者用一只手（接触手）找到患者颈部选定节段的关节柱，用示指和中指完成操作。
- 操作者的另一只手（支撑手）置于枕下区，作为支撑。
- 嘱患者头部放松置于操作者的接触手上，在控制下进行屈曲和侧屈。
- 在颈部屈曲的情况下，使患者头部向接触手侧屈，同时旋向对侧。
- 操作过程中，操作者注意将肘部贴近自己的身体。
- 感觉旋转轴在接触手上时，停止操作。
- 嘱患者吸气和呼气。
- 在呼气末进行操作。

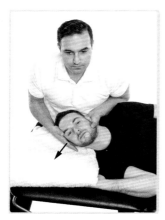 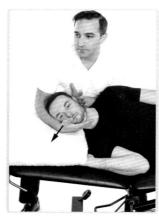 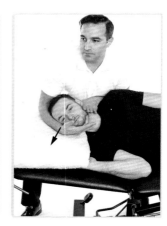

手位置一，拇指接触　　　　手位置二，豌豆骨接触　　　　手位置三，MCP 接触

# 侧卧位寰枕和寰枢（OA–AA）操作

**患者体位：**侧卧位。

**操作者体位：**站于患者背后，操作床的一侧。

**操作要点：**

- 使患者头完全旋向一侧，然后将其恢复到旋转约50% 的位置。

- 操作者的接触手置于旋转同侧的枕骨、寰椎或C2横突（TVP）基底部。

- 操作者的支撑手应轻轻置于对侧枕下区。

- 操作者将接触手的鱼际区置于患者颧弓处，保持轻微的接触。

- 嘱患者头部放松，以接触点为中心使患者头部侧屈。

- 操作者将身体移向接触手，双下肢呈弓步，膝部屈曲并放松，有助于动作的正确进行。

- 操作者保持肘部屈曲，确保手臂平行于用力的方向。

- 操作者接触手的发力方向直接朝向对侧枕骨并侧屈，同时支撑手保持适度的牵引力。

- 对于C1 / C2，接触手的发力方向更旋转，并且偏向目标节段以下。

- 停止操作，嘱患者吸气和呼气。

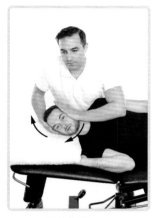

手的位置一

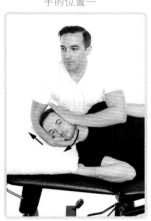

手的位置二

　　另一种手法是握住患者下颌而不是枕骨，通过在颧弓处的手实现患者头部的完全屈曲。

# 坐位 OA–AA 操作

**患者体位：**坐位。

**操作者体位：**站于患者一侧。

**操作要点：**

- 操作者将患者头部拉向自己，使患者的太阳穴抵于操作者的胸骨处，以进行支撑。

- 操作者的接触手置于对侧枕骨、寰椎或 C2 横突基底部，于乳突处施力，并用支撑手加强。

- 操作者的支撑手应轻轻地放在对侧枕下区。

- 嘱患者将接触侧肩部下沉，以消除可能存在的组织松弛。

- 在患者下沉肩部的同时，操作者双手向自己"J"形施力，以胸骨为支点，使患者颈部侧屈。

- 停止操作，嘱患者吸气和呼气。

- 施力方向应直接朝向对侧枕骨并侧屈，同时支撑手保持适度的牵引。

对于女性操作者，可以在操作者的胸骨和患者的太阳穴之间用毛巾衬垫。

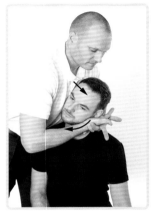

手的位置一

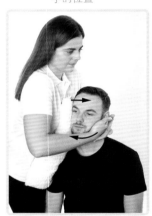

手的位置二

# 俯卧位 OA-AA 操作

**患者体位：**俯卧位。

**操作者体位：**站于操作床头。

**操作要点：**

- 将患者的头靠在操作者接触手的前臂处，接触手置于对侧枕骨、寰椎或 C2 横突基底部。支撑臂接触患者的太阳穴，支撑手置于患者枕后颈胸交界处（CTJ）。
- 支撑手应轻轻地放在对侧枕下区，患者的下颌应舒适地放在操作者的前臂上，保持轻微的接触。
- 稳定患者头部，用上方的手臂施加侧屈压力。
- 停止操作，嘱患者吸气和呼气。
- 施力方向应直接朝向对侧枕骨并侧屈，同时支撑手保持适度的牵引。

　　另一种手的位置是操作者的支撑手置于患者的颞部和枕下嵴。

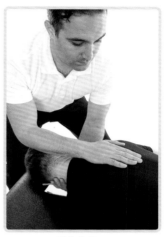

手的位置一

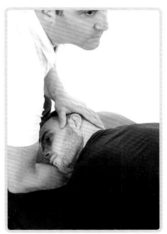

手的位置二

# 颞下颌关节（TMJ）操作技术

## 仰卧位 TMJ 拇指 – 下颌抓握操作

**患者体位：**仰卧，头部微屈和微旋（可垫毛巾或枕）。

**操作者体位：**面对患者弓步站立（外侧腿向前）。

**操作要点：**

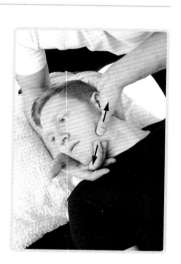

- 操作者的左手置于患者左侧咬肌处，用第一指列（虎口）防止颈部伸展。
- 操作者用右手轻握患者的下颌。
- 嘱患者放松下颌，同时操作者用左手拇指向自己和向下朝 TMJ 施加压力。
- 操作者的右手向颌下施加压力。
- 如图所示，嘱患者呼吸，在呼气末同时用双手进行操作。

**注意事项：**

- 确保患者放松下颌。
- 避免对咬肌过度加压。
- 如果有脱位史，则应避免使用此技术。

# 仰卧位 TMJ 下颌接触操作

**患者体位：** 仰卧，头部微屈和微旋（可垫毛巾或枕）。

**操作者体位：** 面对患者弓步站立（外侧腿向前）。

**操作要点：**

- 操作者将左手第一指列置于枕下凹陷处，拇指置于受影响的 TMJ 处。
- 患侧的拇指有助于准确触诊关节线和保持稳定。
- 操作者的右手置于患者下颌处，支撑头部。
- 稳定受影响的 TMJ 并嘱患者吸气和呼气。
- 在患者呼气末，沿下颌骨下缘向下施力进行操作。

**注意事项：**

- 注意避免过旋，因为这样会使应力集中于颈椎。
- 如果有脱位史，则应避免使用此技术。

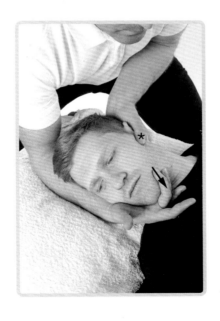

# 仰卧位 TMJ 豌豆骨或鱼际操作

**患者体位：**仰卧，头部微屈和微旋（可垫毛巾或枕）。

**操作者体位：**面对患者弓步站立（外侧腿向前）。

**操作要点：**

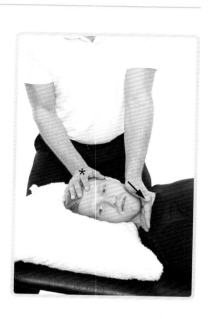

- 可以自对侧乳突（上图）或同侧颞部（左下图）稳定头部。
- 可以在下颌角(上图)或沿下颌骨进行操作。
- 嘱患者放松下颌并平缓呼吸。
- 在呼气末于下颌角施力进行操作。

**注意事项：**

- 注意避免过旋，因为这样会使应力集中于颈椎。
- 如右下图所示，无须旋转即可完成操作。
- 如果有脱位史，则应避免使用此技术。

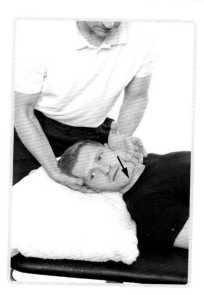

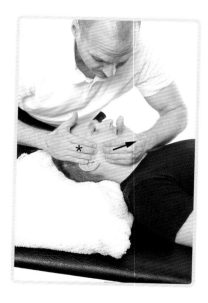

# 仰卧位 TMJ 鱼际加强操作

**患者体位：** 仰卧，头部微屈和微旋（可垫毛巾或枕）。

**操作者体位：** 面对患者弓步站立（外侧腿向前）。

**操作要点：**

* 如图所示，沿下颌骨用手的鱼际部分进行操作。
* 嘱患者放松下颌，并平稳呼吸。
* 在呼气末于下颌角施力进行操作。

**注意事项：**

* 注意避免过旋，因为这样会使应力集中于颈椎。
* 操作时避免在患者面部滑动。
* 如果有脱位史，则应避免使用此技术。

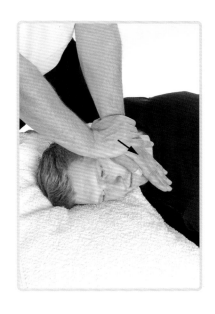

# 第五章

# 胸　椎

胸椎手法操作（TSM）也是手法治疗的重要内容之一，与脊柱其他部分相比，手法治疗在胸椎也使用最多（Thornton，2018）。在胸椎的不同部位可采用多种手法操作技术来减轻患者的疼痛并增加其活动能力（Ditcharles 等，2017）。治疗师常在胸椎区域使用推力［高速低振幅（HVLA）力］或非推力（循环低速力）进行治疗（Griswold 等，2018；Puentedura 和 O'Grady，2015）。

胸椎功能正常对于中轴骨和机体其他部位的健康来说十分重要，因此 TSM 的优势在于其适用于各种胸椎疾病的治疗（Howe 和 Read，2015）。Rhon、Greenlee 和 Fritz（2018）的一项研究报道称，TSM 是胸椎疾病患者最常采用的治疗方式，超过 50% 的个体接受过此种类型的疗法。Masaracchio 等（2019）报道 TSM 有助于缓解机械性颈部疼痛。这些研究一方面显示 TSM 对特定患者可以产生直接收益，另一方面也说明 TSM 作为理想的无创治疗方式具有广阔的应用前景。然而，Puentedura 和 O'Grady（2015）则告诫不要在 TSM 中使用过大的力量，以免引起意外损伤。

本章概述了采用 TSM 进行治疗时比较重要的一些内容，如常见胸椎损伤、提示潜在严重病变的红旗表现、适用于胸椎的特殊试验，胸椎关节及其运动范围等。

## 关节

胸椎有 12 块（T1–T12，表 5.1），向上连于颈椎，向下连于腰椎，自头端向足端逐渐增大（Liebsch 和 Wilke，2018）。相邻椎骨间形成各种关节，可分为两类：脊柱的常见关节和胸椎特有的关节，后者包括肋椎关节、肋横突关节和关节突关节（Wilke 等，2017）。

表 5.1 胸椎的关节

| 关节 | 描述 | 功能 |
|------|------|------|
| 肋椎关节 | • 滑动关节<br>• 由肋骨头与胸椎形成关节<br>• 关节周围有各种韧带支持，包括辐状韧带、肋横突韧带等 | • 发挥胸部稳定、负重、保护和活动作用<br>• 支持脊椎运动<br>• 支持呼吸时的胸壁运动<br>• 允许轻微滑动 |
| 肋横关节 | • 由肋骨颈部、肋骨结节与胸椎横突形成关节<br>• 关节方向为垂直方向<br>• 内侧关节面与横突尖形成滑膜关节，外有关节囊包裹<br>• 外侧关节面通过韧带附着于横突<br>• 外侧有肋横韧带和上肋横韧带加强<br>• 附着于肋骨颈和肋骨结节的韧带参与形成关节囊<br>• 除 T11 和 T12 外，都存在滑膜关节 | • 允许肋骨内外方向的轻微滑动 |
| 关节突关节（小关节） | • 动关节<br>• 每个脊柱运动节段都有一组两个滑膜关节<br>• 相邻椎骨的上关节突和下关节突之间形成关节<br>• 关节方向为垂直方向 | • 稳定脊柱<br>• 限制屈伸<br>• 方便旋转<br>• 引导和约束椎骨的运动 |

引自：Liebsch 和 Wilke（2018）；Saker 等（2016）；Wilke 等（2017）

# 活动范围

　　与颈椎和腰椎相比，胸椎的活动范围最小（表 5.2），是由胸椎与肋骨之间的关节和关节突关节的方向造成的（Liebsch 和 Wilke，2018）。在同等屈曲的情况下，运动范围和中性区均会缩小（Hajibozorgi 和 Arjmand，2016；Wilke 等，2017）。

表 5.2　胸椎的活动范围

| 运动 | 运动单元 | 活动范围 |
| --- | --- | --- |
| 屈曲 | C7–T1 | （约）9° |
| | T1–T6 | 4°～8° |
| | T6–T7 | 4°～8° |
| | T12–L1 | 8°～12° |
| 侧屈 | T1–T10 | （约）6° |
| | T11–L1 | （约）8° |
| 矢状面 | T1–T10 | 小于5° |
| | T10–T12 | （约）5° |
| 旋转 | T1–T4 | 8°～12° |
| | T5–T8 | （约）8° |
| | T9–T12 | 小于3° |

引自：McKenzie 和 May（2006）；Page 等（2018）

# 常见损伤

　　与颈椎相比，由于更强大的生物力学支持，胸椎损伤的发生率较低（Liebsch 和 Wilke，2018；Menzer、Gill 和 Paterson，2015；表5.3）；同时，当发生胸椎损伤时，由于可能因此造成灾难性的神经系统并发症，人们又对这种作用非常担心（Menzer 等，2003、2015）。胸椎损伤可能由上肢剧烈运动、摔倒、暴力打击或道路交通事故引起（Wilke 等，2017），发生率较低，诊断和治疗并非易事（Menzer 等，2015），通常会造成胸椎骨折、疼痛和脊柱功能不佳（Liebsch 和 Wilke，2018）。

**表 5.3 胸椎的常见损伤**

| 常见损伤 | 发生率 | 特征 |
|---|---|---|
| 压缩骨折 | • 在欧洲，女性为每年每 1 000 人 10.7 例，男性为每年每 1 000 人 5.7 例<br>• 在美国，每 10 万人 123 例 | • 多见于椎骨前部骨折，通常累及 T11、T12 和 L1<br>• 通常是稳定性骨折，因为多无移位<br>• 不会导致神经系统并发症<br>• 多见于骨质疏松、跌倒、压力过大或物理损伤 |
| 椎体骨折 | • 没有报告 | • 多见于胸腰椎交界区<br>• 通常由高能损伤或骨质疏松引起<br>• 常见于强直性脊柱炎、肿瘤或感染患者<br>• 可表现疼痛、麻木、无力、刺痛，甚至脊休克或神经源性休克等<br>• 多见于男性 |
| 骨折脱位 | • 在美国，每 100 万人 1.6 例<br>• 在爱尔兰，每 100 万人 0.52 例 | • 多由高能损伤引起<br>• 多伴有其他损伤<br>• 常导致胸椎骨折和移位<br>• 常伴有神经系统症状 |
| 横突骨折 | • 没有报告 | • 病因多样，如钝器外伤、屈曲暴力等<br>• 有时由胸椎区的直接打击导致，如枪击<br>• 脊髓稳定性通常不受影响 |

引自：EPOS Group 等（2002）；Jiang 等（2014）；Mathis 等（2001）；Newell 等（2018）；Singh 等（2014）；Watts（2016）

# 红旗表现

在报告胸痛的患者中，红旗表现提示存在严重病变。当发现或怀疑患者有表 5.4 中的红旗表现时，治疗师应通过合理的临床推理谨慎做出决定，以最大限度地减少由 TSM 引发不良事件的风险（WHO，2005）。

## 表 5.4 胸椎的红旗表现

| 病变 | 症状和体征 | |
|---|---|---|
| 脊柱肿瘤 | • ＞50 岁<br>• 恶性肿瘤病史<br>• 无明显原因的体重降低<br>• 持续性夜间痛并进行性加重<br>• 疼痛持续超过 1 个月<br>• 标准治疗无效 | |
| 脊柱感染 | • ＞50 岁<br>• 近期感染史（如结核，以及泌尿系统、皮肤感染）<br>• 静脉注射<br>• 持续发热或全身性疾病 | |
| 脊髓病变 | • 肠或膀胱功能障碍<br>• 足底伸肌反射阳性<br>• 肌张力增高，肌肉痉挛，反射亢进或阵挛<br>• 运动无力，敏捷度下降，步态不稳，笨拙<br>• 大范围感觉异常 | |
| 骨折 | • ＞70 岁<br>• 近期严重创伤史<br>• 使用皮质类固醇<br>• 骨质疏松病史 | |
| 炎性关节病 | • 多在 40 岁之前发病<br>• 关节病家族史<br>• 晨僵明显<br>• 持续性活动受限<br>• 周围关节受累<br>• 虹膜炎、结肠炎或皮疹 | |
| 血管 / 神经性 | • 强烈的头晕<br>• 跌倒或意识丧失<br>• 脑神经阳性体征 | |

引自：Lake 等（2018）；Magee（2014）；McKenzie 和 May（2006）

# 特殊试验

表5.5并非详尽的特殊试验列表，但可以为治疗师提供该领域的指南。如果不确定对患者所做的解释是否合理，建议咨询合适的医学专家。

**表5.5 胸椎的特殊试验**

| 试验 | 步骤 | 阳性表现 | 解释 |
|---|---|---|---|
| 颈椎旋转<br>侧屈试验<br>特异性：没有报告<br>灵敏度：没有报告 | 患者取坐位。检查者站在患者身后，将患者头部最大限度地向疼痛的对侧被动旋转，尽量侧屈 | • 侧屈受限 | • 臂痛患者的第一肋骨运动不足 |
| 被动旋转试验<br>特异性：没有报告<br>灵敏度：没有报告 | 患者取坐位，双手交叉置于颈后。检查者用拇指和示指找到横突两侧，在棘间隙的外侧。检查者向右或向左旋转患者的肩部，通过触诊比较节段运动的量和质量 | • 硬性运动终末<br>• 运动末端空虚感，常伴有肌肉痉挛，头部运动可使疼痛加剧 | • 硬性运动终末通常提示强直性脊柱炎或晚期关节炎<br>• 运动终末空虚感伴肌肉痉挛提示严重疾病（如肿瘤）<br>• 头部运动时疼痛加剧是一种硬脑膜刺激征 |
| 前后肋<br>加压试验<br>特异性：没有报告<br>灵敏度：没有报告 | 患者取坐位，检查者站在或蹲在患者身后，用手臂环抱患者胸部，在矢状面和水平面施加压力 | • 腋中线肋骨突出<br>• 压迫肋弓可导致局部疼痛或触痛<br>• 呼吸受限 | • 可能存在肋骨骨折、肋软骨分离或挫伤<br>• 胸肋、肋横突或肋椎关节的活动受限或易受激惹 |
| Brudzinski-Kernig<br>试验<br>特异性：0.98<br>灵敏度：0.03~0.15 | 在Brudzinski试验中，患者仰卧，检查者在固定患者上半身的情况下，抬起患者头部。<br>在Kernig试验中，患者仰卧，髋膝关节屈曲90°，随后伸展屈曲的膝关节 | • Brudzinski-膝关节非自主屈曲，将双腿拉向胸部<br>• Kernig-患者因腰背部、颈部或头部疼痛而无法抵抗膝关节的完全伸展 | • 脑膜炎症或刺激 |

引自：Boissonnault（2005）；Buckup和Buckup（2016）；Dhatt和Prabhakar（2019）；Douglas、Nicol和Robertson（2013）；Lindgren、Leino和Manninen（1992）；Magee（2014）；McBride等（2017）；McGee（2017）；Ombregt（2013）；Starkey和Brown（2010）

# 参阅文献

Boissonnault, W.G. (2005) Primary Care for the Physical Therapist. St Louis, MO: Elsevier Saunders. doi:10.1016/B978-0-7216-9659-1.X5001-1

Buckup, K. and Buckup, J. (2016) Clinical Tests for the Musculoskeletal System: Examinations, Signs, Phenomena. 3rd edn. Stuttgart: Thieme Medical Publishers.

Dhatt, S.S. and Prabhakar, S. (eds) (2019) Handbook of Clinical Examination in Orthopedics. Singapore: Springer Singapore. doi:10.1007/978-981-13-1235-9

Ditcharles, S., Yiou, E., Delafontaine, A. and Hamaoui, A. (2017) 'Short-term effects of thoracic spine manipulation on the biomechanical organisation of gait initiation: A randomized pilot study.' Frontiers in Human Neuroscience 11. doi:10.3389/fnhum.2017.00343

Douglas, G., Nicol, F. and Robertson, C. (eds) (2013) Macleod's Clinical Examination. 13th edn. London: Churchill Livingstone Elsevier.

EPOS (European Prospective Osteoporosis Study) Group, Felsenberg, D., Silman, A.J., Lunt, M., Armbrecht, G., Ismail, A.A. et al. (2002) 'Incidence of vertebral fracture in Europe: Results from the European Prospective Osteoporosis Study (EPOS).' The Journal of Bone and Mineral Research 17(4), 716–724. doi:10.1359/jbmr.2002.17.4.716

Griswold, D., Learman, K., Kolber, M.J., O'Halloran, B. and Cleland, J.A. (2018) 'Pragmatically applied cervical and thoracic nonthrust manipulation versus thrust manipulation for patients with mechanical neck pain: A multicenter randomized clinical trial.' Journal of Orthopaedic & Sports Physical Therapy 48(3), 137–145. doi:10.2519/jospt.2018.7738

Hajibozorgi, M. and Arjmand, N. (2016) 'Sagittal range of motion of the thoracic spine using inertial tracking device and effect of measurement errors on model predictions.' Journal of Biomechanics 49(6), 913–918. doi:10.1016/j.jbiomech.2015.09.003

Heneghan, N.R., Davies, S.E., Puentedura, E.J. and Rushton, A. (2018) 'Knowledge and prethoracic spinal thrust manipulation examination: A survey of current practice in the UK.' Journal of Manual & Manipulative Therapy 26(5), 301–309. doi:10.1080/10669817.2018.15 07269

Howe, L. and Read, P. (2015) 'Thoracic spine function assessment and self-management.' Strength and Conditioning Journal 39, 21–30.

Jiang, B., Zhu, R., Cao, Q. and Pan, H. (2014) 'Severe thoracic spinal fracture-dislocation without neurological symptoms and costal fractures: A case report and review of the literature.' Journal of Medical Case Reports 8(1), 343. doi:10.1186/1752-1947-8-343

Lake, C., Templin, K., Vallely Farrell, A., Lowe, R. and Prudden, G. (2018) 'Thoracic Examination.' Physiopedia. Available at www.physio-pedia.com/index.php?title=Thoracic_Examination&oldid=197091

Liebsch, C. and Wilke, H.-J. (2018) 'Basic Biomechanics of the Thoracic Spine and Rib Cage.' In F. Galbusera and H.-J. Wilke (eds) Biomechanics of the Spine: Basic Concepts, Spinal Disorders and Treatments. London: Academic Press. doi:10.1016/b978-0-12-812851-0.00003-3

Lindgren, K.-A., Leino, E. and Manninen, H. (1992) 'Cervical rotation lateral flexion test in brachialgia.' Archives of Physical Medicine and Rehabilitation 73(8), 735–737. doi:10.5555/URI:PII:000399939290208E

Magee, D.J. (2014) Orthopedic Physical Assessment. 6th edn. St Louis, MO: Saunders. Masaracchio, M., Kirker, K., States, R., Hanney, W.J., Liu, X. and Kolber, M. (2019) 'Thoracic spine manipulation for the management of mechanical neck pain: A systematic review and meta-analysis.' PLOS One 14(2), e0211877. doi:10.1371/journal.pone.0211877

Mathis, J.M., Barr, J.D., Belkoff, S.M., Barr, M.S., Jensen, M.E. and Deramond, H. (2001) 'Percutaneous vertebroplasty: A developing standard of care for vertebral compression fractures.' American Journal of Neuroradiology. Available at www.ajnr.org/content/ajnr/22/2/373.full.pdf

McBride, S., Thomas, E., Ritchie, L., Lowe, R. and O'Reilly, N. (2017) 'Cervical Rotation Lateral Flexion Test.' Physiopedia. Available at www.physio-pedia.com/index.php?title=Cervical_rotation_lateral_flexion_test&oldid=180968

McGee, S.R. (2017) Evidence-based Physical Diagnosis. 4th edn. Amsterdam: Elsevier. McKenzie, R. and May, S. (2006) The Cervical and Thoracic Spine: Mechanical Diagnosis and Therapy. 2 Volume Set. 2nd edn. Waikanae, New Zealand: Spinal Publications.

Menzer, H., Gill, G.K. and Paterson, A. (2015) 'Thoracic spine sports-related injuries.' Current Sports Medicine Reports 14(1), 34–40. doi:10.1249/JSR.0000000000000117

Newell, N., Pearce, A.P., Spurrier, E., Gibb, I., Webster, C.E., Clasper, J.C. et al. (2018) 'Analysis of isolated transverse process fractures sustained during blast related events.' Journal of Trauma and Acute Care Surgery, 1. doi:10.1097/ta.0000000000001815

Page, B.J., Hubert, Z.T., Rahm, M. and Leahy, M.J. (2018) 'Thoracic spine fractures and dislocations.' Medscape. Available at https://emedicine.medscape.com/article/1267029-clinical Puentedura, E.J. and O'Grady, W.H. (2015) 'Letter to the editor: "Safety of thrust joint manipulation in the thoracic spine: a systematic review."' Journal of Manual & Manipulative Therapy 23(4), 174–175. doi:10.1179/204261861 5y.0000000018

Rhon, D., Greenlee, T. and Fritz, J. (2018) 'Utilization of manipulative treatment for spine and shoulder conditions between different medical providers in a large military hospital.' Archives of Physical Medicine and Rehabilitation 99(1), 72–81. doi:10.1016/J.APMR.2017.06.010

Saker, E., Graham, R.A., Nicholas, R., D'Antoni, A.V., Loukas, M., Oskouian, R.J. et al. (2016) 'Ligaments of the costovertebral joints including biomechanics, innervations, and clinical applications: A comprehensive review with application to approaches to the thoracic spine.' Cureus 8(11). doi:10.7759/cureus.874

Singh, A., Tetrault, L., Kalsi-Ryan, S., Nouri, A. and Fehlings, M.G. (2014) 'Global prevalence and incidence of traumatic spinal cord injury.' Clinical Epidemiology 6, 309. doi:10.2147/CLEP. S68889

Starkey, C. and Brown, S.D. (2010) Examination of Orthopedic and Athletic Injuries. Philadelphia, PA: F.A. Davis Co. Available at www.fadavis.com/product/athletic-training-examinationorthopedic-athletic-injuries-starkey-brown-ryan-3

Thornton, C.W. (2018) The Effects of Thoracic Manipulation in the Treatment of Mechanical Neck Pain: A Meta-analysis. Fresno, CA: California State University. Available at https://repository. library.fresnostate. edu/bitstream/handle/10211.3/203863/Thornton_csu_6050D_10537. pdf?sequence=1

Watts, E. (2016) 'Thoracolumbar Fracture-Dislocation.' Orthobullets. Available at www. orthobullets.com/spine/2024/thoracolumbar-fracture-dislocation WHO (World Health Organization) (2005) WHO Guidelines on Basic Training and Safety in Chiropractic. Geneva: WHO.

Wilke, H.J., Herkommer, A., Werner, K. and Liebsch, C. (2017) 'In vitro analysis of the segmental flexibility of the thoracic spine.' PLOS One 12(5), 1–16. doi:10.1371/journal.pone.0177823

# 颈胸交界区操作技术

## 俯卧位颈胸交界区操作

**患者体位：** 俯卧，上肢悬于操作床的两侧。

**操作者体位：** 面对患者，弓步站于操作床头，左腿在前。

**操作要点：**

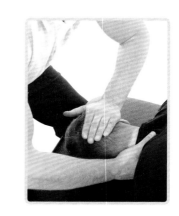

- 将右手虎口置于患者的斜方肌上方，但无须按压目标部位的棘突（SP）；左手置于患者耳上方的头部，确保前臂与床头平行。
- 嘱患者平缓呼吸。
- 当患者开始呼气时，用右手通过 T1 施加侧屈力，左手同时引入旋转力。
- 感觉遇阻时用双手进行操作。

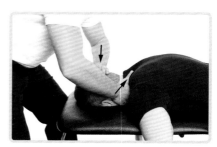

**注意事项：**

- 也可以面向操作床头采用弓步站立，接触手尺侧置于斜方肌处，按上述方法完成旋转操作。
- 应避免将患者的头压在操作床上。

# 侧卧位对侧颈胸交界区操作

**患者体位：**侧卧位。

**操作者体位：**面对患者弓步站立（外侧的腿向前）。

**操作要点：**

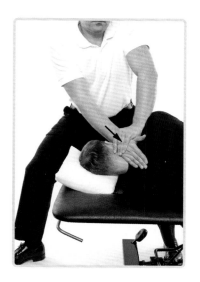

- 将右手鱼际置于目标节段的横突上，如图所示进行加强。

- 嘱患者平缓呼吸。

- 如图所示，在呼气时通过施加倾斜向下的压力进行操作。

- 感觉遇阻时，按所示方向进行操作。

- 对目标节段的对侧进行此操作。

**注意事项：**

- 初次尝试此技术时，很难明确遇阻感，应避免使用过大的力量。

# 坐位颈胸交界区枕下和乳突接触操作

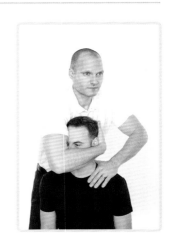

**患者体位：**坐位。

**操作者体位：**站于患者身后。

**操作要点：**

- 如图所示，操作者用右手绕过患者脸部置于对侧枕下嵴或乳突。
- 左手置于 T1 棘突的同侧，作用是稳定 T1 并阻止其发生运动。
- 嘱患者平缓呼吸。
- 如图所示，在呼气末，用右手旋转颈椎，同时用左手稳定 T1，直到感觉遇阻。
- 旋转颈椎感觉遇阻时进行操作。

**注意事项：**

- 由于此操作有旋转成分，需要对颈椎进行彻底的筛查和测试。
- 避免颈椎过旋。
- 避免对 T1 棘突过度施压。
- 在胸前放一条毛巾或枕头，可使患者感觉更舒适。

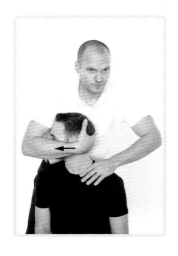

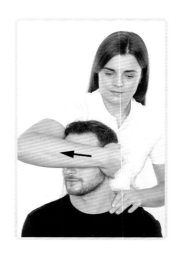

# 胸椎操作技术

## 仰卧位同侧胸椎（T2~T12）操作

**患者体位：**仰卧位。

**操作者体位：**面对患者弓步站立。

**操作要点：**

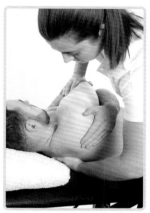

- 患者双臂于胸前交叉，呈"V"形。
- 以肩胛上角为标志，将患者身体旋向操作者站立侧的对侧，以显露胸椎棘突。
- 将手（支持手）置于目标节段下方的胸椎，即如对T5进行操作，则选择T6。
- 用另一只手轻轻握住患者肘部，因为需要控制肘部才能完成操作。
- 嘱患者平缓呼吸。
- 保持支持手在原位,在呼气中段将患者滚向自己。
- 如图所示，通过剑突用接触手朝向支持手压迫患者肘部，目的是使患者胸前的肘部位于支持手的正上方。

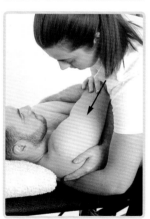

- 在呼气末用最大力量压迫肘部，完成操作。
- 操作方向应通过肩部朝向支持手。

**注意事项：**

- 患者上肢"V"形放置，有助于提供更大的控制力和力量的传递。
- 通过触诊确定目标节段的棘突，并将患者慢慢滚到支持手上。
- 对上肢较长或肩部活动范围较大者，可以在交叉的双臂下方放一条毛巾。
- 可以在患者的肘部放一条毛巾，作为操作者的护垫。
- 最大压力是通过操作者的双腿而不是手来实现的。
- 操作床的高度非常重要，需要有足够的空间进行操作。

# 仰卧位单侧胸椎（T2~T12）操作

**患者体位：**仰卧位。

**操作者体位：**面对患者弓步站立。

**操作要点：**

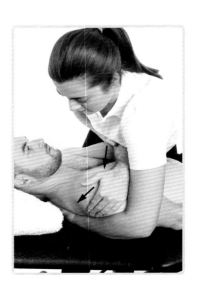

- 如图所示，患者一侧上肢在胸前屈曲呈"V"形，另一侧上肢置于体侧。
- 通过反向触诊肩胛骨内侧缘，找到相应的胸椎棘突。
- 将支持手置于目标节段下方的胸椎，即如对T5进行操作，则选择T6。
- 用另一只手轻轻握住患者肘部，因为需要控制肘部才能完成操作。
- 嘱患者平缓呼吸。
- 在呼气中段，将患者滚到操作者支持手上。
- 如图所示，通过剑突用接触手朝向支持手压迫患者肘部，目的是使患者胸前的肘部位于支持手的正上方。
- 在呼气末用最大力量压迫肘部，完成操作。
- 操作方向应通过肩部朝向支持手。

**注意事项：**

- 患者上肢在胸前屈曲呈"V"形，有助于提供更大的控制力和力的传递。
- 通过触诊确定目标节段的棘突，并将患者慢慢滚到支持手上。
- 对上肢较长或肩部活动范围较大者，可以在交叉的双臂下方放一条毛巾。
- 可以在患者的肘部放一条毛巾，作为操作者的护垫。
- 最大压力是通过操作者的双腿而不是手来实现的。
- 操作床的高度非常重要，需要有足够的空间进行操作。

# 头高仰卧位胸椎（T2~T12）操作

**患者体位：** 头高仰卧位。

**操作者体位：** 面对患者弓步站立。

**操作要点：**

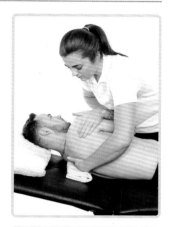

- 患者双臂于胸前呈"V"形交叉。

- 将操作床头部倾斜约30°。

- 如图所示，可垫一条小毛巾。

- 以肩胛上角为标志，将患者身体旋向操作者站立侧的对侧，以显露胸椎棘突。

- 将支持手置于目标节段下方的胸椎，即如对T5进行操作，则选择T6。

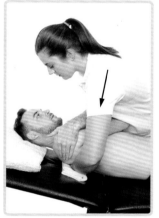

- 用另一只手轻轻握住患者胸前的肘部，因为需要控制肘部才能完成操作。

- 嘱患者平缓呼吸。

- 在呼气中段，将患者滚到操作者支持手上。

- 如图所示，通过剑突用接触手朝向支持手压迫患者肘部，目的是使患者胸前的肘部位于支持手的正上方。

- 在呼气末用最大力量压迫肘部，完成操作。

- 操作方向应通过肩部朝向支持手。

**注意事项：**

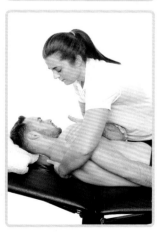

- 患者双上肢在胸前呈"V"形交叉，有助于提供更大的控制力和力的传递。

- 也可在患者一侧上肢在胸前"V"形屈曲的情况下进行操作。

- 通过触诊确定目标节段的棘突，并将患者慢慢滚到支持手上。

- 对上肢较长或肩部活动范围较大者，可以在交叉的双臂下方放一条毛巾。
- 可以在患者的肘部放一条毛巾，作为操作者的护垫。
- 倾斜操作床头可使患者更舒服。
- 最大压力是通过操作者的双腿而不是手来实现的。
- 操作床的高度非常重要，需要有足够的空间进行操作。

# 翻滚仰卧位同侧胸椎（T2~T12）操作

**患者体位：**先取坐位，后取仰卧位。

**操作者体位：**面对患者弓步站立。

**操作要点：**

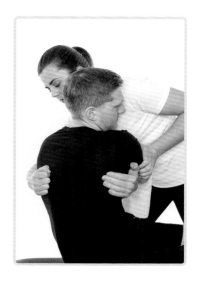

- 患者双臂于胸前呈"V"形交叉。

- 双手握住患者双肘，将患者向自己的方向轻轻旋转。

- 从同侧将支持手置于目标节段下方的胸椎，即如对 T5 进行操作，则选择 T6。

- 用另一只手轻轻握住患者肘部，因为需要控制肘部才能完成操作。

- 嘱患者平缓呼吸。

- 在呼气中段，使患者向中线、向下翻到操作床上，支持手一直在患者背部。

- 当支持手接触操作床时，操作者通过剑突用身体压迫患者肘部，目的是使患者肘部位于支持手的正上方。

- 在呼气末用最大压力压迫患者肘部，完成操作。

- 操作方向为通过肩部朝向支持手。

**注意事项：**

- 此操作包括翻滚，应谨慎使用。

- 这样做的好处是可以利用重力和动量来帮助操作。

- 患者双上肢在胸前呈"V"形屈曲，有助于提供更大的控制力和力的传递。

- 也可在患者一侧上肢在胸前"V"形屈曲的情况下进行操作。

- 通过触诊确定目标节段的棘突，并将患者慢慢滚到支持手上。

- 对上肢较长或肩部活动范围较大者，可以在交叉双臂的下方放一条毛巾。

- 可以在患者的肘部放一条毛巾，作为操作者的护垫。

- 倾斜操作床头部可使患者更舒服

- 最大压力是通过操作者的双腿而不是手来实现的。

- 操作床的高度非常重要，需要有足够的空间进行操作。

# 加强翻滚仰卧位同侧胸椎（T2~T12）操作

**患者体位：** 先取坐位，后取仰卧位。

**操作者体位：** 面对患者弓步站立。

**操作要点：**

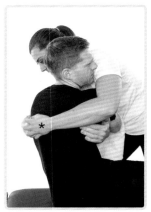

- 患者双臂于胸前呈"V"形交叉。
- 双手握住患者双肘，将患者向自己的方向轻轻旋转。
- 从同侧将支持手置于目标节段下方的胸椎，即如对 T5 进行操作，则选择 T6。
- 另一只手置于支持手上进行加强。
- 嘱患者平缓呼吸。
- 在呼气中段，使患者向中线、向下翻到操作床上，支持手一直在患者背部。
- 当支持手接触操作床时，操作者通过剑突用身体压迫患者肘部，目的是使患者肘部位于支持手的正上方。
- 在呼气末用最大压力压迫患者肘部，完成操作。
- 操作方向应通过肩部朝向支持手。

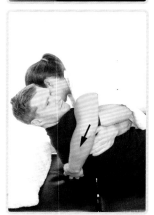

**注意事项：**

- 此操作包括翻滚，应谨慎使用。
- 这样做的好处是可以利用重力和动量来帮助操作。
- 患者双上肢在胸前呈"V"形屈曲，有助于提供更大的控制力和力的传递。
- 也可在患者一侧上肢在胸前"V"形屈曲的情况下进行操作。
- 通过触诊确定目标节段的棘突，并将患者慢慢滚到支持手上。
- 对上肢较长或肩部活动范围较大者，可以在交叉的双臂下方放一条毛巾。
- 可以在患者的肘部放一条毛巾，作为操作者的护垫。
- 倾斜操作床可使患者更舒服
- 最大压力是通过操作者的双腿而不是手来实现的。
- 操作床的高度非常重要，需要有足够的空间进行操作。

# 俯卧位胸椎（T2~T10）推压操作——"蝴蝶"和身体下落

**患者体位：** 俯卧位。

**操作者体位：** 面对患者，弓步站立于操作床侧。

**操作要点：**

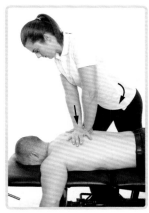

- 找到目标脊椎节段。

- 操作者将优势手的豌豆骨置于目标节段同侧的横突处。

- 另一只手的豌豆骨置于目标节段下方脊椎对侧的横突，双手呈"蝶翼"状（例如，同侧 T3 和对侧 T4 的横突接触）。

- 增加接触的同时，嘱患者吸气。

- 嘱患者平缓呼吸。当患者呼气时，开始将体重移至目标节段，使操作者的剑突位于目标节段横突的正上方。

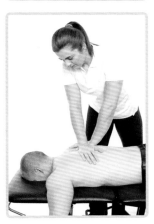

- 操作者双肩外旋、双臂近乎完全伸直，以消除皮肤松弛。随着患者呼气，通过双臂均等向下施压。

- 如图所示，在呼气末，操作者在将臀部转向操作床的同时进行操作。

**注意事项：**

- 为了使患者感到舒适，可能需要在患者肩下各放一条小毛巾。

- 呼吸是关键。在让患者吸气时施加最小的压力，在患者呼气时通过将体重前移动到目标部位正上方来增大压力。

- 呼气完全结束时，肺中残留的空气最少，进行操作。

- 当患者的体形明显比操作者大很多时，可能需要额外的动量进行操作。

# 俯卧位胸椎（T2~T12）下推伴身体下落操作

**患者体位：** 俯卧位。

**操作者体位：** 面对患者，弓步站于操作床头／侧。

**操作要点：**

- 如图所示，从操作床头看，可以按照从上到下（IS）或从下到上（SI）的顺序进行操作。

- 操作者双臂伸直，双手的豌豆骨置于目标节段两侧的横突处，目的是使操作者的剑突尽可能地远离目标节段。

- 嘱患者平缓呼吸。

- 在呼气中段，用双臂倾斜向下加压，直到产生遇阻感。

- 如图所示，在呼气末会产生遇阻感，此时操作者应上半身下落，将压力通过手传递到目标节段。

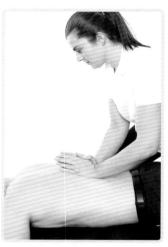

**注意事项：**

- 通过双腿增加压力，以产生遇阻感。

- 操作应与患者的呼吸同步进行（降低鞘内压力）。

- 在呼气末增大垂直向下的压力。

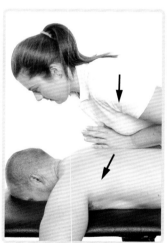

# 俯卧位胸椎（T2~T12）下推伴挺身下落操作

**患者体位：**俯卧位。

**操作者体位：**面对患者，弓步站于操作床头/侧。

**操作要点：**

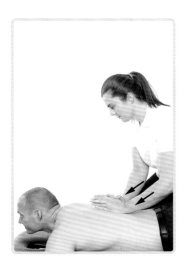

- 如图所示，从操作床头看，可以按照从上到下（IS）或从下到上（SI）的顺序进行操作。

- 操作者双臂伸直，双手的豌豆骨置于目标节段两侧的横突处，目的是使操作者的剑突尽可能地远离目标节段。

- 嘱患者伸展颈椎和胸椎，并平缓呼吸。

- 在呼气中段，操作者用双臂倾斜向下加压，直到产生遇阻感。

- 如图所示，在呼气末会产生遇阻感，此时操作者应挺身下落，将压力通过手传递到目标节段。

**注意事项：**

- 用身体增加压力以达运动终点。

- 感到目标节段向操作者自己的方向移动时，阻止患者伸展。

- 伸展运动比预期要小。

- 根据患者的呼吸节律进行操作（降低鞘内压力）。

- 在呼气末期加大垂直向下的压力。

# 俯卧位胸椎（T2~T12）单手操作

**患者体位：**俯卧位。

**操作者体位：**面对患者，弓步站于操作床头/侧。

**操作要点：**

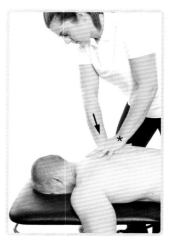

- 如图所示，从操作床头看，可以按照从上到下（IS）或从下到上（SI）的顺序进行操作。

- 操作者的接触手置于目标节段棘突上方，握手呈杯状使其位于大、小鱼际间（不要直接放在其上，因为这可能会不舒服），双臂近乎完全伸直。

- 如图所示，另一只手可以稳定和支撑接触手。

- 目的是使操作者的剑突尽量远离目标节段。

- 嘱患者平缓呼吸。

- 在呼气中段，通过增大倾斜向下的压力达到运动终点。

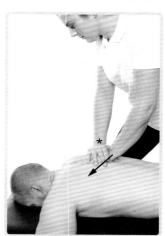

- 如图所示，在呼气末应该达到运动终点，然后操作者上半身下落通过手力量传递至目标节段。

**注意事项：**

- 治疗节段越高，越有可能会将患者喉部推向操作床的脸孔，因此应始终确保患者感到舒适。

- 如图所示，此技术有两种不同的手部位置。

- 通过双腿来增大压力，以达到运动终点。

- 感到目标节段朝向操作者的方向移动时，阻止患者伸展。

- 按照患者的呼吸节律进行操作（降低鞘内压力）。

- 在呼气末期增大垂直向下的压力。

# 俯卧位胸椎（T2~T12）双手操作

**患者体位：** 俯卧位。

**操作者体位：** 面对患者，弓步站于操作床头／侧。

**操作要点：**

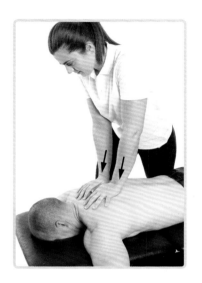

- 如图所示，从操作床头看，可以按照从上到下（IS）或从下到上（SI）的顺序进行操作。
- 如图所示，操作者的手置于目标节段的横突处，肘部近乎完全伸展，目的是使操作者的剑突尽量远离目标节段。
- 嘱患者平缓呼吸。
- 在呼气中段，通过增大倾斜向下的压力达到运动终点。
- 如图所示，在呼气末应该达到运动终点，然后操作者上半身下落通过手力量传递至目标节段。

**注意事项：**

- 治疗节段越高，越有可能会将患者喉部推向操作床的脸孔，因此应始终确保患者感到舒适。
- 通过双腿发力来增大压力，以达到运动终点。
- 感到目标节段朝向操作者的方向移动时，阻止患者伸展。
- 按照患者的呼吸节律进行操作（降低鞘内压力）。
- 在呼气末期增大垂直向下的压力。

# 站立位同侧胸椎（T2~T12）操作

**患者体位：** 背靠墙站立位。

**操作者体位：** 面对患者，弓步站立。

**操作要点：**

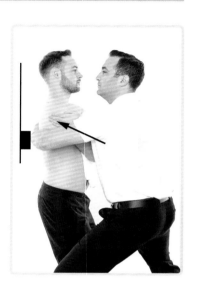

- 如图所示，患者背靠墙站立。

- 患者双臂于胸前交叉呈"V"形。

- 操作者通过患者肘部将其从自己站立侧轻轻
  旋开，以显露胸椎棘突。

- 接触手置于目标节段下方的节段，即如治疗
  T5，则应置于同侧 T6。

- 支持手握住患者双肘，因为需要通过控制肘
  部来完成操作。

- 嘱患者平缓呼吸。

- 在呼气中段，将患者向操作者自己翻转，接触手始终保持在患者背后。

- 将患者翻转到接触手上后，用剑突通过支持手压迫患者肘部，使患者的肘部
  位于接触手的正上方。

- 在呼气末，通过肘部进行的最大压迫来完成操作。

- 操作方向是通过肩部朝向接触手。

**注意事项：**

- 可以将垫子放在墙上以进行保护。

- 墙要结实，以免发生危险。

- 尤其适用于空间有限或患者因疼痛而无法躺下的情况。

- 也可于患者单臂在胸前"V"屈曲的情况下进行。

- 可以通过触诊棘突，并轻缓地翻转患者来评估目标节段。

- 对于上肢较长或肩部活动范围大者，可在交叉的双臂下放置一条毛巾。

- 可在患者肘部放一条毛巾作为护垫。

- 最大压力是通过操作者的双腿发力而不仅是手部来实现的。

# 第 六 章

# 肩和胸廓

　　区域相互依存的概念表明，除了局部治疗外，还可以通过区域检查和治疗的方法更好地处理肌肉骨骼疾病（Strunce 等，2009；Wassinger 等，2016）。手法治疗师经常用这种方法来治疗肩带和胸廓的肌肉骨骼疾病，因为这两个区域中的一个区域的疼痛可能会影响另一个区域。肩部疼痛患者常会遇到这种情况，因为与那些没有症状的人相比，他们的胸廓活动性通常明显减小（Haik、Alburquerque-Sendín 和 Camargo，2017）。

　　研究表明，在对有肩部和胸廓疼痛和功能障碍的患者的治疗中加用手法治疗，可以明显提高短期和长期康复率，并缓解症状（Strunce 等，2009；Wassinger 等，2016）。整脊治疗师等通常采用高速低幅推力（HVLAT）操作技术来治疗肩部和胸廓的功能障碍，患者报告了积极的结果（Gibbons 和 Tehan，2006）。然而，最近对采用手法操作技术治疗肩痛患者的综述提示，需要进行更多的高质量研究来进一步探索这些操作技术（Minkalis 等，2017）。

　　对肋骨的基本解剖结构和胸廓生物力学的理解是治疗的关键（Lee，2015；Liebsch 等，2017）。胸廓由胸骨、12 对肋骨和肋软骨，以及 12 块胸椎及相应的椎间盘组成（Standring，2016；Yoganandan 和 Pintar，1998），作用是保护位于胸腔的心、肺等重要器官，并作为各种肌肉的附着点（OpenStax，2018；Sham 等，2005；Yoganandan 和 Pintar，1998）。肋骨分典型和非典型两大类（Graeber 和 Nazim，2007）。典型肋骨通过肋软骨与胸骨相连，向后连于脊柱，形成由 13 个关节组成的胸环（Lee，2015）。典型肋骨具有明显特征，包括肋骨头、肋骨颈、肋骨结节，以及关节面、肋骨干和内面下方的神经沟（容纳神经血管束，包括肋间神经、动脉和静脉）。非典型肋骨包括上两对肋骨（第 1 肋和第 2 肋）和下两对肋骨（第 11 肋 和第 12 肋，又称浮肋）。第一肋是扁平的、短的并急剧弯曲的，并且在肋骨头有单关节面；第2肋稍大，更发达。浮肋的肋骨头部也有一个小关节面，没有肋骨结节，其末端逐渐变细，连于肋软骨弓（Graeber 和 Nazim，2007）。

本章探讨了肩部和肋骨区域的 HVLAT 操作，描述了相关关节及其活动范围，概述了特殊诊断试验，以及肩部和胸廓的常见损伤和红旗表现。治疗师应通过正确的判断和最佳实践，确保患者安全并获得最佳结果。

# 关节

肩带由肩胛骨、肱骨、胸骨和锁骨组成，其中3块骨参与形成肩关节——人体复杂的关节之一（Garbis，2017）。肩关节链接上肢骨与中轴骨，其稳定性主要由肩袖肌提供（Garbis，2017）。

由于肋软骨的存在，肋骨在呼吸过程中可以活动，在两端分别与胸骨和胸椎相连（Yoganandan 和 Pintar，1998）。除了呼吸活动外，在最大吸气和最大呼气时，第1~7肋可以分别前旋和后旋（Lee，2015）。肩部和胸廓的关节的功能和活动性见表6.1。

表6.1　肩和胸廓的关节

| 关节 | 描述 | 功能 |
|---|---|---|
| 盂肱关节 | • 连接上肢骨和中轴骨<br>• 高活动性球窝关节，由肱骨头与肩盂形成关节<br>• 关节面不匹配且不对称<br>• 对运动范围有多种静态和动态约束，包括肌肉（肩袖和关节囊周围肌肉）、关节囊、盂唇、关节面和韧带（喙肱和盂肱） | • 允许大范围运动，使上肢可以进行空间运动<br>• 允许各种上肢运动，包括旋转（环转，外旋和内旋）、外展、内收、屈伸 |
| 肩锁关节 | • 锁骨的外侧端与肩峰的内侧端形成滑膜关节<br>• 骨的末端覆有纤维软骨<br>• 肩锁韧带提供前后稳定性，而喙锁韧带提供垂直稳定性<br>• 关节的上半部分有新月形软骨盘 | • 稳定肩关节，参与上肢的活动<br>• 参与锁骨和肩峰之间的力传递 |

（续表）

| 关节 | 描述 | 功能 |
|---|---|---|
| 胸锁关节 | • 连接胸骨上部和锁骨内侧端的滑膜关节<br>• 是中轴骨和上肢之间唯一的骨连接，被认为是鞍状和球窝关节<br>• 关节的韧带约束包括胸锁韧带和胸锁后韧带，限制锁骨上移<br>• 关节盘位于锁骨内侧端和胸骨之间 | • 允许锁骨在几乎所有解剖平面内的移动<br>• 允许肩部向前推 |
| 肋椎关节 | • 滑膜关节，连接肋骨与相应胸椎<br>• 外有纤维囊、辐状韧带和关节间韧带包裹 | • 在 3 个主要解剖平面上稳定胸椎<br>• 支持脊柱运动<br>• 允许肺通气期间肋骨同步运动 |
| 肋软骨关节 | • 连接肋骨和肋软骨<br>• 由透明软骨组成 | • 稳定肋骨 |
| 肋横突关节 | • 由肋骨结节和同一水平的椎骨横突形成滑膜关节<br>• 有上肋横突韧带、肋横突韧带和外侧肋横突韧带支持<br>• 在 T11 和 T12 不存在，因其不与横突形成关节 | • 有助于呼吸时的肋骨运动 |

引自：Garbis (2017)；Magee (2014)；Sham 等 (2005)

# 活动范围

盂肱关节是人类运动范围最大、运动最复杂的关节，可以进行多种运动，包括旋转（内旋或外旋）、前屈、伸展、外展和内收（Werner 等，2014；表 6.2）。但是，肩关节的高活动性也使其成为人体最不稳定的关节（Garbis，2017）。

表 6.2 肩的活动范围

| 动作类型 | 运动范围 |
|---|---|
| 前屈 | 180° |
| 伸屈 | 45° ~60° |
| 内收 | 150° |
| 内旋 | 70° ~90° |
| 外旋 | 90° |

引自：Moses(2007)

胸廓对胸椎有稳定作用，这也导致其运动范围更有限（Liebsch 等，2017；Sham 等，2005）。在最近的一项研究中，胸廓保持完整的胸椎运动范围的中位值，屈曲/伸展约为 10.5° 侧屈约为 14.9°，轴向旋转约为 20.4°（Liebsch 等，2017）；同时，研究还证明去除肋骨可使胸椎运动范围明显加大（Liebsch 等，2017）。

# 常见损伤

机动车辆事故、体育活动等造成的伤害，经常会导致肩部和胸廓损伤，可能会导致软组织损伤和骨折，最终造成患者疼痛和行动不便。由于肩部运动范围大而稳定性低，所以很容易受伤（Garbis，2017；Kahn 和 Xu，2017）。不足为奇的是，肩部损伤在普通人群中常见，但更常见于经常用上肢进行复杂动作的竞技运动员。另一方面，由于上述各种因素，胸廓运动范围也会经常会缩小。肩和胸廓的常见损伤见表 6.3。

表 6.3　肩和胸廓的常见损伤

| 常见损伤 | 发生率 | 特点 |
|---|---|---|
| 盂肱关节脱位 | • 在美国，每年每 10 万人 23.9 例<br>• 在英国，每年每 10 万人 28.02 例 | • 肱骨头自盂窝脱出<br>• 据估计，前脱位约占所有肩关节脱位的 96%，后脱位比较少见。 |
| 锁骨骨折 | • 在全球范围内，每年每 10 万人 30~60 例<br>• 在英国，每年每 1 万人 3.3 例 | • 常见的急性损伤，通常与肩部着地跌倒有关<br>• 男性多见，约占 70% |
| 肩锁扭伤 | • 在美国，每年每 1 万人 1.8 例 | • 常见于包括运动员在内的进行体育锻炼人群<br>• 肱骨内收对肩峰造成直接创伤的结果<br>• 与女性相比，男性的发病率更高，比例为 5：1；在 20 至 30 岁的人群中的发生频率更高 |
| 肱骨近端骨折 | • 在英国，每年每 10 万人 31 例<br>• 在美国，每年每 10 万人 82 例 | • 罕见，预后不良<br>• 通常是跌落于伸直的手臂上导致的<br>• 老年人发病率更高 |

（续表）

| 关节 | 描述 | 功能 |
|------|------|------|
| 肋骨骨折 | • 在英国，每年每 1 万人 3.8 例<br>• 在美国，每年每 1 万人 6.3 例 | • 通常是由胸部创伤造成的<br>• 也可由咳嗽或身体中轴、上肢的肌肉强力收缩引起<br>• 最常见于第 7 肋和第 10 肋<br>• 骨折处明显疼痛、呼吸痛 |

引自：Chillemi 等（2013）；Curtis 等（2016）；Eastell 等（2001）；Kahn 和 Xu（2017）；Kihlstrom 等（2017）；Launonen 等（2015）；Shah 等（2017）；Sirin、、Aydin 和 Mert Topkar（2018）；van der Velde 等．（2016）；Zacchilli 和 Owens（2010）

# 红旗表现

红旗表现是提示慢性疼痛患者存在严重基础病变的症状和征象（Monga 和 Funk，2017）。当在患者身上发现红旗表现（表 6.4）时，治疗师应以合理的临床推理和谨慎的操作，最大限度地降低患者在操作后发生不良反应的风险。

表 6.4　肩和胸廓的红旗表现

| 病变 | 症状和体征 |
|------|-----------|
| 急性肩袖撕裂 | • 创伤后疼痛<br>• 肩部急性致残性疼痛，感觉障碍<br>• 肌肉无力<br>• 垂臂试验阳性 |
| 神经病变 | • 原因不明的肌肉萎缩<br>• 神经功能不全（感觉或运动）<br>• 严重头痛 |
| 神经根病 | • 严重放射痛<br>• 肩部刺痛感 |
| 垂头综合征 | • 颈部伸肌无力<br>• 屈肌未受影响<br>• 出现下颌低于胸的畸形<br>• 颈部肌肉僵硬<br>• 肩部无力 |

（续表）

| 病变 | 症状和体征 | |
|------|-----------|---|
| 未复位的脱位 | • 严重创伤<br>• 癫痫<br>• 电击<br>• 旋转丢失和畸形 | |
| 心肌梗死 | • 胸部疼痛或不适<br>• 胸部束紧感<br>• 呼吸急促，出汗，面色发黄，头晕、恶心等 | |
| 心包炎 | • 向内侧或左侧的锐性胸痛<br>• 与正常生理活动相关的疼痛，如呼吸（尤其是深吸气）、吞咽和咳嗽<br>• 取前倾坐位和坐直时缓解<br>• 呼吸急促，疲惫，不适等 | |
| 气胸 | • 剧烈胸痛伴胸式呼吸或胸廓扩张<br>• 呼吸急促<br>• 血压低、呼吸困难或缺氧<br>• 呼吸音微弱或消失 | |
| 肺炎 | • 与呼吸或咳嗽有关的穿胸性疼痛<br>• 发热，震颤，头痛，出汗，精疲力竭或恶心<br>• 咯痰 | |
| 骨折 | • > 70 岁<br>• 近期重大创伤史<br>• 长期使用皮质类固醇<br>• 骨质疏松症病史 | |
| 肿瘤 | • 癌症病史（如乳腺癌和肺癌）<br>• 疑有恶性肿瘤<br>• 无法解释的畸形、肿块或肿胀 | |
| 感染，化脓性关节炎 | • 炎症<br>• 不适感<br>• 食欲不振，发热，发冷<br>• 短期内体重减轻<br>• 近期细菌感染史<br>• 强烈和（或）持续的肩部不适 | |

引自：Dutton (2016)；Kahn 和 Xu (2017)；Magee (2014); Mitchell 等 (2005)；Shanley 等 (2015)

# 特殊试验

此处总结了部分常用于评估肩部和肋骨保持架的不稳定性的特殊试验（表6.5）。鼓励治疗师熟悉这些试验并用它们来正确解释结果。该表并非详尽的特殊试验列表，但可以为治疗师提供该领域的指南。如果不确定对患者所做的解释是否合适，建议咨询合适的医学专家。

**表 6.5　肩和胸廓的特殊试验**

| 试验 | 步骤 | 阳性表现 | 解释 |
|---|---|---|---|
| Hawkins–Kennedy试验<br>特异性：0.25<br>灵敏度：0.69 | 治疗师在患者身体前面使肩关节屈曲90°，然后使肱关节内旋 | • 三角肌区疼痛<br>• 疼痛放射到手臂 | 内部撞击<br>肌腱炎和滑囊炎 |
| 垂臂试验<br>特异性：0.88<br>灵敏度：0.35 | 治疗师将患者的手臂被动外展160°，然后嘱患者将手臂缓慢放低至腰部 | • 无法控制操作 | 冈上肌或肩袖撕裂 |
| 恐惧试验<br>特异性：0.71<br>灵敏度：0.98 | 患者取仰卧位或坐位。检查者使其手臂在外展90°且肘部屈曲成直角的情况下被动外旋 | • 恐惧，伴可能脱臼的感觉 | 盂肱不稳<br>前唇撕裂 |
| Jobe 空罐试验<br>特异性：0.78<br>灵敏度：0.97 | 在患者肩部外展90°、前屈30°并内旋，拇指指向地面的情况下进行试验。该试验既可以被动进行，也可以抗阻主动进行 | • 与对侧肢体相比虚弱<br>• 无法被动保持测试位置 | 冈上肌撕裂或肩袖撞击 |
| 前后肋骨加压试验 | 患者取坐位或站立位。治疗师站在患者一侧，双手对胸廓施加前后方向压力然后释放 | • 腋中线肋骨突出<br>• 局部压痛或触痛<br>• 呼吸受限 | 潜在的肋骨骨折、挫伤或分离 |
| 胸部扩张试验 | 患者可以取坐位或站立位。检查者将拇指抵于患者的第 10 肋附近，其余手指与侧肋保持平行，抓住两侧腋下的下半胸廓。轻柔加压，将手向内侧滑动，使松弛的皮肤在拇指间聚集，嘱患者深呼吸并完全呼出。<br>然后，治疗师转为站在患者面前，将拇指依次置于每个肋缘，然后将手向内侧推动，使松弛的皮肤在拇指之间聚集。嘱患者重复深吸气和呼气。检查者要注意拇指间的空间，同时要感觉到半胸廓运动的对称性。 | • 不对称扩胸<br>• 异常侧扩张减少<br>• 与正常侧相比，异常侧扩张缓慢 | 单侧胸部扩张减少或胸部扩张的延迟提示存在病变，包括但不限于大叶性肺炎、胸腔积液和单侧支气管阻塞<br>双侧胸部扩张减少提示慢性阻塞性肺疾病或哮喘 |

（续表）

| 试验 | 步骤 | 阳性表现 | 解释 |
|---|---|---|---|
| 胸廓呼吸试验 | 第1~10肋：患者取仰卧位。检查者自前方触诊胸廓，特别注意肋间隙。然后，嘱患者深呼吸并完全呼气，检查者评估上、下肋的呼吸运动 | • 吸气或呼气时肋骨运动停止 | 肋骨功能障碍 |
| | 第11、12肋：患者取俯卧位。检查者将手对称地放在第11和第12肋的后方。嘱患者深呼吸并全部呼出，检查者触诊呼吸运动和呼吸偏移情况 | | |

引自：Flynn (1996)；Garbis (2017)；Hattam 和 Smeatham (2010)；Kahn 和 Xu (2017)；Magee (2014)；Monga 和 Funk (2017)；Tovin 和 Greenfield (2001)

肩带活动度高且不稳定，因此特别容易受伤，对于经常参加比赛的竞技运动员来说更是如此。为了进行有效的治疗，操作者必须仔细检查任何可能存在的损伤而不会使其加重。尽管胸廓的运动范围不及肩关节大，但它是一个精巧的结构，作用是稳定人体的中轴稳定并保护重要器官，胸廓受损可能会产生深远的影响。因此，建议对此区域解剖结构有深入的理解，以便采用最合适的方式进行操作。

# 参阅文献

Chillemi, C., Francheschini, V., Dei Guidici, L., Alibardi, A., Salate Santone, F., Ramos Alday, L.J. et al. (2013) 'Epidemiology of isolated acromioclavicular joint dislocation.' Emergency Medicine International, 171609. doi:10.1155/2013/171609

Curtis, E.M., van der Velde, R., Moon, R.J., van der Bergh, J.P., Geusens, P., de Vries, F. et al. (2016) 'Epidemiology of fractures in the United Kingdom 1988–2012: Variation with age, sex, geography, ethnicity and socioeconomic status.' Bone 87, 19–26. doi:10.1016/j. bone.2016.03.006

Dutton, M. (2016) Dutton's Orthopaedic Examination, Evaluation, and Intervention. New York: McGraw-Hill Education.

Eastell, R., Reid, D.M., Compston, J., Cooper, C., Fogelman, I., Francis, R.M. et al. (2001) 'Secondary prevention of osteoporosis: When should a non-vertebral fracture be a trigger for action?' QJM: Monthly Journal of the Association of Physicians 94(11), 575–597. doi:10.1093/qjmed/94.11.575

Flynn, T.W. (1996) The Thoracic Spine and Rib Cage: Musculoskeletal Evaluation and Treatment. Oxford: Butterworth-Heinemann. Available at https://books.google.co.zw/books/about/The_Thoracic_Spine_and_Rib_Cage.html?id=_7xsAAAAMAAJ&redir_esc=y

Garbis, N.G. (2017) 'Surgical Approaches to the Shoulder.' In G. Huri and N.K. Paschos (eds) The Shoulder. Cham:

Springer International Publishing (Orthopaedic Study Guide Series). doi:10.1007/978-3-319-51979-1

Gibbons, P. and Tehan, P. (2006) Manipulation of the Spine, Thorax and Pelvis: An Osteopathic Perspective. 2nd edn. Philadelphia, PA: Churchill Livingstone Elsevier. Graeber, G.M. and Nazim, M. (2007) 'The anatomy of the ribs and the sternum and their relationship to chest wall structure and function.' Thoracic Surgery Clinics 17(4), 473–489. doi:10.1016/j.thorsurg.2006.12.010

Haik, M.N., Alburquerque-Sendín, F. and Camargo, P.R. (2017) 'Short-term effects of thoracic spine manipulation on shoulder impingement syndrome: A randomized controlled trial.' Archives of Physical Medicine and Rehabilitation 98(8), 1594–1605. doi:10.1016/j. apmr.2017.02.003

Hattam, P. and Smeatham, A. (2010) Special Tests in Musculoskeletal Examination: An Evidencebased Guide for Clinicians. Philadelphia, PA: Churchill Livingstone Elsevier.

Kahn, S.B. and Xu, R.Y. (2017) Musculoskeletal Sports and Spine Disorders: A Comprehensive Guide. Cham, Switzerland: Springer. doi:10.1007/978-3-319-50512-1

Kihlström, C., Möller, M., Lönn, K. and Wolf, O. (2017) 'Clavicle fractures: Epidemiology, classification and treatment of 2 422 fractures in the Swedish Fracture Register: An observational study.' BMC Musculoskeletal Disorders 18(1), 82. doi:10.1186/s12891-017-1444-1 Launonen, A.P., Lepola, V., Saranko, A., Flinkkilä, T., Laitinen, M. and Mattila, V.M. (2015) 'Epidemiology of proximal humerus fractures.' Archives of Osteoporosis 10(1), 1–5. doi:10.1007/ s11657-015-0209-4

Lee, D.G. (2015) 'Biomechanics of the thorax – Research evidence and clinical expertise.' Journal of Manual & Manipulative Therapy 23(3), 128–138. doi:10.1179/2042618615Y.0000000008 Liebsch, C., Graf, N., Appelt, K. and Wilke, H.-J. (2017) 'The rib cage stabilizes the human thoracic spine: An in vitro study using stepwise reduction of rib cage structures.' PLOS One 12(6), e0178733. doi:10.1371/journal.pone.0178733

Magee, D.J. (2014) Orthopedic Physical Assessment. 6th edn. St Louis, MO: Saunders. Minkalis, A.L., Vining, R.D., Long, C.R., Hawk, C. and de Luca, K. (2017) 'A systematic review of thrust manipulation for non-surgical shoulder conditions.' Chiropractic & Manual Therapies 25(1), 1. doi:10.1186/s12998-016-0133-8

Mitchell, C., Adebajo, A., Hay, E. and Carr, A. (2005) 'Shoulder pain: Diagnosis and management in primary care.' British Medical Journal 331(7525), 1124–1128. doi:10.1136/bmj.331.7525.1124

Monga, P. and Funk, L. (eds) (2017) Diagnostic Clusters in Shoulder Conditions. Cham, Switzerland: Springer International Publishing. doi:10.1007/978-3-319-57334-2

Moses, S. (2007) 'Shoulder Range of Motion, Family Practice Notebook.' Available at https://fpnotebook.com/Ortho/Exam/ShldrRngOfMtn.htm

OpenStax (2018) Anatomy and Physiology. OpenStax CNX. Available at http://cnx.org/contents/14fb4ad7-39a1-4eee-ab6e-3ef2482e3e22@12.8

Shah, A., Judge, A., Delmestri, A., Edwards, K., Arden, N.K., Prieto-Alhambra, D. et al. (2017)'Incidence of shoulder dislocations in the UK, 1995–2015: A population-based cohort study.' British Medical Journal Open 7(11), e016112. doi:10.1136/bmjopen-2017-016112

Sham, M.L., Zander, T., Rohlmann, A. and Bergmann, G. (2005) 'Effects of the rib cage on thoracic spine flexibility.' Biomedizinische Technik 50(11), 361–365. doi:10.1515/BMT.2005.051

Shanley, E., Kissenberth, M.J., Thigpen, C.A., Bailey, L.B., Hawkins, R.J., Michener, L.A. et al. (2015) 'Preseason shoulder range of motion screening as a predictor of injury among youth and adolescent baseball pitchers.' Journal of Shoulder and Elbow Surgery 24(7), 1005–1013. doi:10.1016/j.jse.2015.03.012

Sirin, E., Aydin, N. and Mert Topkar, O. (2018) 'Acromioclavicular joint injuries: Diagnosis, classification and ligamentoplasty procedures.' EFORT Open Reviews 3(7), 426–433. doi:10.1302/2058-5241.3.170027

Standring, S. (ed.) (2016) Gray's Anatomy: The Anatomical Basis of Clinical Practice. 41st edn. New York: Elsevier. Available at www.elsevier.com/books/grays-anatomy/ standring/978-0-7020-5230-9

Strunce, J.B., Walker, M.J., Boyles, R.E. and Young, B.A. (2009) 'The immediate effects of thoracic spine and rib manipulation on subjects with primary complaints of shoulder pain.' Journal of Manual & Manipulative Therapy 17(4), 230–236. doi:10.1179/106698109791352102

Tovin, B.J. and Greenfield, B.H. (2001) Evaluation and Treatment of the Shoulder: An Integration of the Guide to Physical Therapist Practice. Philadelphia, PA: F.A. Davis Company. van der Velde, R.Y., Wyers, C.E., Curtis, E.M., Geusens, P.M., van den Burgh, J.P.W.,de Vries, F. et al. (2016) 'Secular trends in fracture incidence in the UK between 1990 and 2012.' Osteoporosis International 27(11), 3197–3206. doi:10.1007/s00198-016-3650-3

Wassinger, C.A., Rich, D., Cameron, N., Clark, S., Davenport, S., Lingelbach, M. et al. (2016) 'Cervical and thoracic manipulations: Acute effects upon pain pressure threshold and selfreported pain in experimentally induced shoulder pain.' Manual Therapy 21, 227–232. doi:10.1016/j.math.2015.08.009

Werner, B.C., Holzgrefe, R.E., Griffin, J.W., Lyons, M.L., Cosgrove, C.T., Hart, J.M. et al. (2014) 'Validation of an innovative method of shoulder range-of-motion measurement using a smartphone clinometer application.' Journal of Shoulder and Elbow Surgery 23(11), e275–e282. doi:10.1016/j.jse.2014.02.030

Yoganandan, N. and Pintar, F.A. (1998) 'Biomechanics of human thoracic ribs.' Journal of Biomechanical Engineering 120(February), 100–104. doi:10.1115/1.2834288 Zacchilli, M.A. and Owens, B.D. (2010) 'Epidemiology of shoulder dislocations presenting to emergency departments in the United States.' Journal of Bone and Joint Surgery – Series A 92(3), 542–549. doi:10.2106/JBJS.I.00450

# 肩部操作技术

## 坐位肩锁关节（AC）操作（肌肉能量技术和HVLA 推力技术）

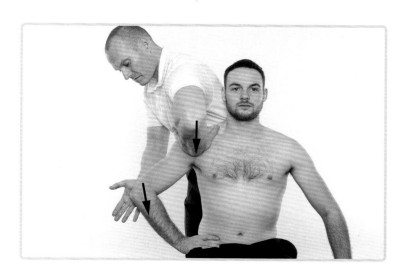

**患者体位**：坐位，手放在髋部。

**操作者体位**：站在患者身后受影响的一侧。

**操作要点**：

- 该技术针对 AC 关节采用主动抗阻运动的肌肉能量技术或 HVLA 推力技术进行操作。

- 操作者用身体抵住患者肩胛骨以防治其后倾，一只手置于 AC 关节，另一只手置于患者肘后。

- 肌肉能量技术：操作者一手稳定 AC，然后在患者主动后伸肘部抵抗阻力的情况下用另一只手前推患者肘部，从而产生被动的空化作用。

- HVLA：操作者一手稳定 AC，然后在患者主动后伸肘部抵抗阻力的情况下用另一只手前推患者肘部，随后再次向前推冲。

# 坐位肩锁关节（AC）操作（肌肉能量技术和HVLA推力技术）

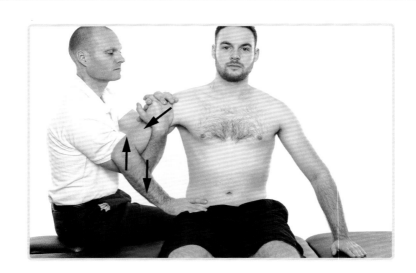

**患者体位：** 坐位，手放在髋部。

**操作者体位：** 站在患者身后受影响的一侧。

**操作要点：**

- 该技术针对 AC 关节采用主动抗阻运动的肌肉能量技术或 HVLA 推力技术进行操作。
- 如图所示，操作者从后向前接触患者的前三角肌。
- 操作者双手交锁于盂肱关节上，并轻压以稳定 AC 关节的接触；外侧的手臂应与患者肘部的后部接触。
- 嘱患者向操作者所在侧的对侧倾斜，以实现对盂肱关节的牵引。
- 肌肉能量技术：操作者一手稳定 AC 关节，然后在患者主动后伸肘部抵抗阻力的情况下用另一只手前推患者肘部，从而产生被动的空化作用。
- HVLA：操作者一手稳定 AC 关节，然后在患者主动后伸肘部抵抗阻力的情况下用另一只手前推患者肘部，随后再次向前推冲。

# 坐位盂肱（GH）和肩锁（AC）关节上下HVLA操作

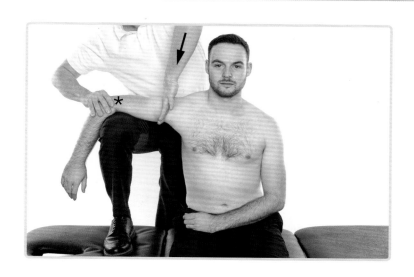

**患者体位**：坐位，受影响侧上肢置于操作者腿部。

**操作者体位**：站在患者身后受影响的一侧。

**操作要点**：

- 操作者将患者手臂稳定于自己的腿上，支持手置于患者肘部以减少运动。

- 接触手略低于 AC 关节，肘部处于高位，以确保施力方向稍微倾斜向下。

- 通过从上到下的轻柔运动来消除皮肤松弛并实现预紧。

- 实现预紧并达到运动终点后，嘱患者吸气，然后在呼气时沿倾斜向下的方向采用 HVLA 技术进行操作。

# 坐位盂肱（GH）和肩锁（AC）关节上下屈曲 HVLA 操作

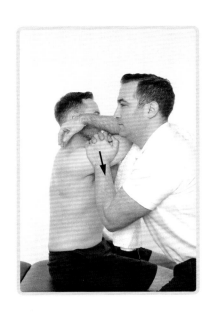

**患者体位：**坐位，受影响侧上肢屈肘上举约 90°，双手不应置于肩部。

**操作者体位：**弓步站于患者身前受影响的一侧。

**操作要点：**

- 操作者将患者的肘部稳定在自己的肩部。

- 接触手置于 AC 关节下方。

- 以患者的肘部作为操作的支点。

- 通过从上到下的轻柔运动来消除皮肤松弛并实现预紧。

- 实现预紧并达到运动终点后，嘱患者吸气，然后在呼气时沿倾斜向下的方向采用 HVLA 技术进行操作。

# 直臂坐位盂肱（GH）和肩锁（AC）关节上下屈曲 HVLA 操作

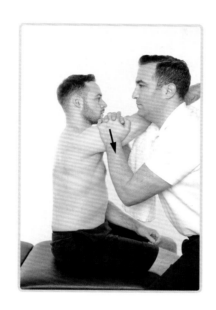

**患者体位：**坐位，受影响侧上肢伸直上举超过 90°，肘部位于操作者肩部。

**操作者体位：**弓步站于患者身前受影响的一侧。

**操作要点：**

- 接触手略低于 AC 关节。

- 以患者的肘部作为操作的支点。

- 通过从上到下的轻柔运动来吸收皮肤松弛并实现预紧。

- 实现预紧并达到运动终点后，嘱患者吸气，然后在呼气时沿倾斜向下的方向采用 HVLA 技术进行操作。

# 直臂外展坐位盂肱（GH）和肩锁（AC）关节上下 HVLA 操作

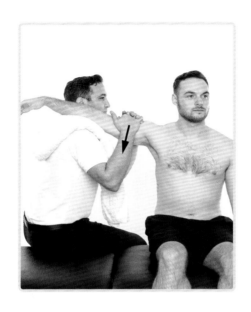

**患者体位：** 坐位，受影响侧上肢伸直外展上举超过 90°，肘部位于操作者肩部。

**操作者体位：** 弓步站于患者身前受影响的一侧。

**操作要点：**

- 可在患者肘部与操作者肩部之间用毛巾来提高舒适度，同时增强支撑。
- 接触手略低于 AC 关节。
- 以患者的肘部作为操作的支点。
- 通过从上到下的轻柔运动来吸收皮肤松弛并实现预紧。
- 实现预紧并达到运动终点后，嘱患者吸气，然后在呼气时沿倾斜向下的方向采用 HVLA 技术进行操作。

# 上肢外展仰卧位盂肱（GH）和肩锁（AC）关节上下 HVLA 操作

**患者体位：**仰卧位，受影响侧上肢外展上举超过 90°。

**操作者体位：**弓步站于患者身前受影响的一侧。

**操作要点：**

- 操作者用外侧手臂（支撑臂）在患者手臂的肘部上方将其锁定并固定。
- 接触手位于 AC 关节下方，用虎口或豌豆骨接触。
- 以患者手臂作为支点，通过固定手臂使其外展。
- 通过在上肢外展的情况下施加向下的 HVLA 推力，同时消除皮肤松弛并实现预紧。
- 提示：固定患者手臂后，操作者可以稍微倾斜远离患者，为 HVLA 操作增加轻微的牵引力。

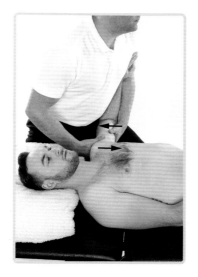 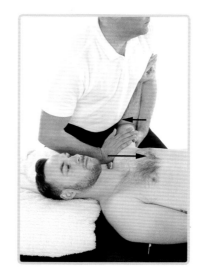

豌豆骨或虎口接触

# 上肢外展仰卧位盂肱（GH）和肩锁（AC）关节前后 HVLA 操作

**患者体位：**仰卧位，受影响侧上肢外展上举超过 90°。

**操作者体位：**弓步站于患者身前受影响的一侧。

**操作要点：**

- 操作者用外侧手臂（支撑臂）在患者肘部上方将其锁定并固定，使其抵住髂前上棘（ASIS）。
- 接触手稍低于 AC 关节，用豌豆骨或鱼际接触。
- 以患者手臂作为支点，通过固定手臂使其外展。
- 在上肢外展的情况下施加前后方向的 HVLA 推力，同时消除皮肤松弛并实现预紧。
- 提示：固定好患者的手臂后，操作者可以稍微倾斜远离患者，为 HVLA 操作增加轻微的牵引力。

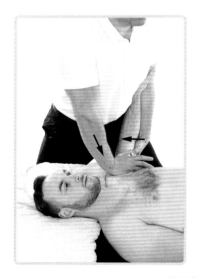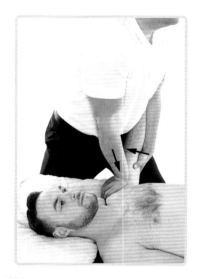

豌豆骨或鱼际接触

# 上肢外展仰卧位盂肱（GH）和肩锁（AC）关节远端前后 HVLA 操作

**患者体位：** 仰卧位，受影响侧上肢外展上举超过 90°。

**操作者体位：** 弓步站于患者身前受影响的一侧。

**操作要点：**

- 操作者用外侧手臂（支撑臂）于肘上将患者手臂靠在 ASIS 处将其锁定并固定，同时稍倾斜以实施轻微的牵引。
- 接触手略低于 AC 关节。
- 通过牵引消除皮肤松弛并实现预紧，然后逐渐增加压力，在到达运动终点时进行浅部前后向 HVLA 操作。

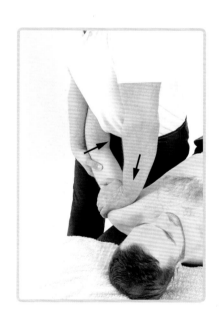

# 坐位锁骨抬升操作

**患者体位：**坐位，受影响侧上肢上举，手放在头颈部后方以支持颈椎。

**操作者体位：**站于患者身后。

**操作要点：**

- 该技术是针对锁骨的一种上推技术。
- 用手接触患者的前臂，拇指位于锁骨下方（左图）。
- 使患者肘部下降，同时手始终放在前臂且拇指仍位于锁骨下方（右图）。
- 用另一只手握住患者肘部上推，消除皮肤松弛并实现预紧；到达运动终点后，采用浅部向上的 HVLA 技术上推锁骨。

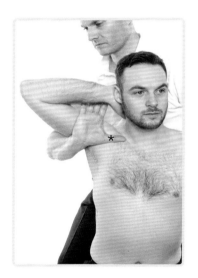 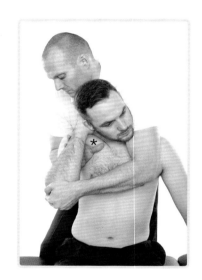

# 肋骨操作技术

## 俯卧位同侧肋骨（R1~R3）操作

**患者体位：**俯卧位。

**操作者体位：**站于患者受影响的一侧。

**操作要点：**

- 用左手找到目标节段的脊肋角或肋横突关节。
- 右手置于肩袖前部。
- 以右手作为支撑手使肩部后移，同时对脊肋角施加向前的压力。
- 嘱患者深呼吸，感觉患者的肋骨下落。
- 在呼气末，从后向前（PA）朝向操作床进行操作。

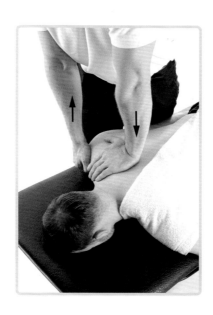

# 仰卧位对侧前肋（R1~R5）操作

**患者体位：**仰卧位。

**操作者体位：**站于患者头端。

**操作要点：**

- 操作者将左手放在胸骨上并施加稳定的压力。
- 右手置于前肋骨角。
- 以左手作为支撑手向后施压，同时另一只手于前肋骨角施压。
- 嘱患者深呼吸，感觉患者肋骨的下落。
- 在呼气末，从后向前朝向操作床进行操作。

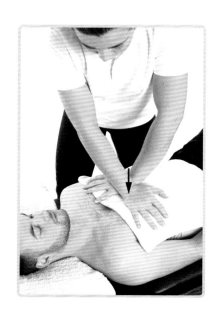

# 俯卧位第一肋伸展操作

**患者体位：**俯卧位。

**操作者体位：**站于患者头端。

**操作要点：**

- 抬起患者头部使其颈部伸展，患者的下巴放在操作床上，眼向前看。这样可以锁定颈椎，保护血管结构。
- 通过侧屈和旋转使头部处于锁定位置，同时使推力朝向第 1 肋。驱动手的 MCP 关节置于第 1 肋，向对侧腋窝轻轻施压。
- 用左手作为支撑手使头部旋转，同时向前对肋骨角施压。
- 嘱患者深呼吸，感觉患者肋骨的下落。
- 在呼气末，通过向左手双侧旋转头部并朝向对侧腋窝施加推力进行操作。

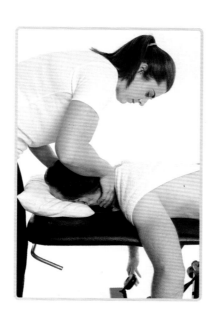

# 仰卧位对侧后肋（R3~R6）旋转操作

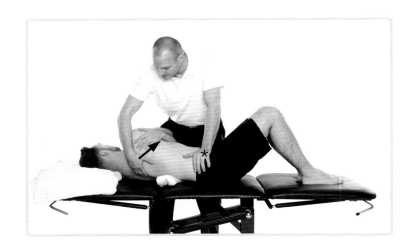

**患者体位：** 俯卧位，双上肢于胸前折叠交叉，下肢屈曲，足放于操作床上作为支点。

**操作者体位：** 弓步站于患者健侧。

**操作要点：**

- 操作者将优势手的掌根部置于患者的对侧 ASIS 处，将 ASIS 压向操作床。
- 用另一只手握住患者肩后部，在肩胛骨的外上方。
- 嘱患者平缓呼吸。
- 在呼气末，旋转肋骨以预紧。到达运动终点时，施加朝向自己的推力，稳定 ASIS 以确保骨盆没有移动。

# 仰卧位对侧后肋（R1~R6）操作

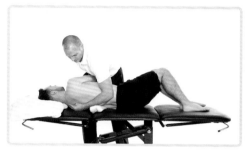 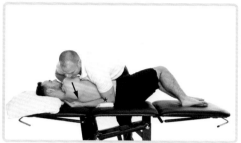

**患者体位：** 仰卧位，对侧上肢可于胸前屈曲交叉，也可置于对侧肩部以稳定；下肢屈曲，足放于操作床上作为支点；患者身下可置一条小毛巾，以增加胸椎伸展。

**操作者体位：** 弓步站立，前方的腿顶在操作床上。

**操作要点：**

• 将患者向自己旋转，并将鱼际部置于目标肋骨处；对于第1~3肋，手的位置应稍高。

• 用另一只手抓住患者的肩袖后部并将其抵于自己的胸部，朝向肋骨倾斜加压。

• 嘱患者平缓呼吸。

• 在呼气末，向肋骨倾斜，实现预紧；到达运动终点时，朝向对侧施加倾斜的推力。

# 坐位后肋（R1~R4）操作

**患者体位：**坐位。

**操作者体位：**弓步站立，前方的腿顶在操作床上。

**操作要点：**

- 患者的手臂于胸前折叠交叉。操作者用胸骨支撑患者健侧。如图所示，操作者用左手握住患者肘部，拉动患者胸部使其伸展。
- 将患者向自己旋转，并将鱼际部置于目标肋骨处；对于第1~3肋，手的位置应稍高。
- 同时，用另一只手患者略微伸展，以实现预紧。
- 嘱患者平缓呼吸。
- 在呼气末，用右手向前上施加倾斜推力，同时使患者伸展。

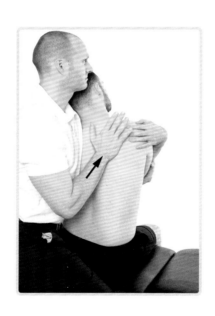

# 坐位胸骨接触后肋（R2~R4）操作

**患者体位：**坐位。

**操作者体位：**弓步站于患者身后，在前的腿顶于操作床上。

**操作要点：**

- 如图所示，患者右臂置于头后，左手置于胸前进行保护。操作者用胸骨支撑患者健侧，左手握住患者的肘部，通过牵拉使患者胸部伸展；右手环握患者前臂。

- 操作者用胸骨抵住患者目标肋骨处，使患者向自己伸展。

- 右手向后拉时，胸骨向上、向前顶，以施加倾斜的推力，使患者略微伸展，同时消除组织松弛并实现预紧。

- 嘱患者平缓呼吸。

- 在呼气末，在使患者伸展的同时，通过胸骨施加向上、向前的倾斜推力。

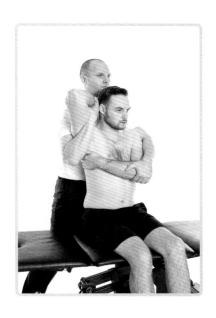 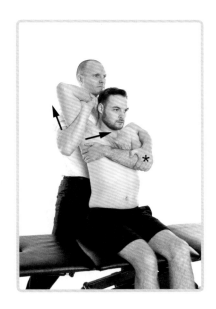

# 第 七 章

# 上肢：肘、腕和手

手法操作广泛用于各种上肢疾病的治疗（Brantingham 等，2013）。研究报道多种上肢疾病可以通过手法操作技术得到有效治疗，包括腕 / 肘管综合征和外上髁炎等，使患者的病情得到改善（Brantingham 等，2013；Lawrence，2016；Salehi 等，2015；Saunders 等，2016）。针对肘、腕和手的手法治疗，由于其无创性而备受青睐（Saunders 等，2016）。

肘、腕和手的手法治疗的目标是在产生最佳治疗效果的同时，最大限度地减轻患者的不适感。应用于上肢的许多手法治疗可减轻炎症，缓解痉挛，纠正骨错位，减少力超负荷，促进快速愈合，最终使上肢的力量、柔韧性得到提高（Saunders 等，2016）。

本章将为治疗师提供有用的资源来帮助他们处理各种肘、腕和手部病变，描述了上肢各个关节的解剖信息及其运动范围，使读者对上肢的正常活动能力有深入的了解。此外，本章还概述了肘、腕和手的常见损伤、用于检测上肢病变的特殊试验和相关红旗表现，有助于操作者尽早发现潜在的严重疾病并避免不良后果。

## 关节

肘关节是肩和手之间的机械连接（表 7.1），是典型的复合关节，由肱骨下端与桡、尺骨的上端连接而成。因此，该关节实际包括 3 个关节：肱尺关节，肱桡关节和近端桡尺关节，并为一个共同的大而松弛的关节囊所包裹，尤其是在腹侧和背侧（OpenStax，2018）。肘关节的肱桡部分包括肱骨小头和桡骨近端凹面，肘关节的铰链运动不涉及肱桡关节，肱桡关节仅被动地参与近端桡尺关节的环转运动，因为桡骨在关节窝中绕其长轴旋转，而实际的环转运动发生在近端和远端桡尺关节处。肘的主要功能是支持前臂，并允许手和腕部的精细运动（Standring，2016）。

　　手由腕骨、掌骨和指骨组成。桡骨骨和尺骨在手部形成腕部。这些结构的功能包括物体处理、对立抓握、沟通，以及完成日常生活中的其他各种任务（Standring，2016）。

表 7.1　肘、腕和手的关节

| 关节 | 描述 | 功能 |
|---|---|---|
| 肘关节 | • 复杂的滑膜铰链关节<br>• 由肱骨远端与桡、尺骨近端组成<br>• 包括 3 个不同的关节，即肱尺关节、肱桡关节和近端桡尺关节<br>• 由一个关节囊包裹 | • 允许前臂在矢状面绕冠状轴屈曲和伸展<br>• 允许前臂和腕部旋转 |
| 肱尺 / 鹰嘴关节 | • 改良的动关节<br>• 由尺骨鹰嘴与肱骨滑车形成关节<br>• 涉及肱骨和尺骨之间的关节 | • 允许屈曲、伸展和环转运动 |
| 肱桡关节 | • 球窝关节<br>• 由肱骨小头与桡骨中央凹形成关节 | • 通过桡骨头在肱骨小头上的旋转，允许肘部屈曲和伸展 |
| 桡尺上关节 | • 肘关节囊包裹的枢轴关节<br>• 由桡骨头与尺骨桡切迹形成关节 | • 负责前臂的内旋和旋后 |
| 桡腕关节 | • 椭圆形滑膜关节<br>• 由除豌豆骨外的近侧列腕骨，与桡骨远端、关节盘形成关节 | • 帮助稳定手腕<br>• 允许手腕沿两个轴运动<br>• 支持腕部屈曲、伸展、内收和外展 |
| 腕间关节 | • 滑膜关节<br>• 由腕骨形成关节<br>• 分为 3 组关节：近侧列和远侧列腕骨间关节，以及两者之间的关节<br>• 腕骨连于前、后和骨间韧带 | • 有助于整个腕部的运动 |
| 腕中关节 | • 滑膜关节<br>• 由 8 块腕骨，或近侧列与远侧列腕骨组成<br>• 关节腔不规则 | • 增加腕关节的运动<br>• 运动包括腕的屈曲、伸展、外展和内收 |

（续表）

| 关节 | 描述 | 功能 |
|------|------|------|
| 腕掌关节 | • 由远侧列腕骨和 5 块掌骨近端形成的滑膜关节<br>• 有 3 条主要韧带增强，包括前斜韧带、第一掌骨间韧带和后斜韧带 | • 允许掌侧屈曲和伸展，在垂直于掌面的平面内的外展和内收、环转和对指 |
| 掌骨间关节 | • 平面滑膜关节<br>• 由第 2~5 掌骨基底部形成关节<br>• 由纤维状关节囊提供稳定性<br>• 由一组韧带加强，包括骨间背侧 / 掌侧和掌骨间韧带 | • 允许微动<br>• 允许屈伸和联合旋转 |
| 掌指关节 | • 髁状关节<br>• 连接掌骨远端和指骨近端<br>• 由多条韧带支持，包括掌侧韧带和副韧带 | • 允许手指向不同方向运动，包括屈伸、内收、外展和环转 |
| 指间关节 | • 单轴铰链关节<br>• 由近节指骨远端与远节指骨近端形成关节<br>• 分为两组：近端指间关节和远端指间关节<br>• 韧带包括可提供稳定性的掌侧韧带和副韧带 | • 允许屈伸运动 |

引自：OpenStax（2018）；Standring（2016）

# 活动范围

肘关节可以进行屈伸和旋前－旋后运动（表 7.2，表 7.3）。日常活动需要最小限度的屈曲和伸展，以及相当大的旋前和旋后功能（Zwerus 等，2017）。

肘关节是一个复杂的铰链关节，涉及 3 个单独的关节，包括肱尺关节、肱桡关节和桡尺关节（Standring，2016）。这三个关节形成一个复合关节协调运动，如上臂的屈伸、前臂和腕部的旋后和内旋（Villaseñor-Ovies 等，2012）。

表 7.2 肘关节的活动范围

| 活动类型 | 活动范围 |
|---|---|
| 屈曲 | 130° ~154° |
| 伸展 | 6° ~11° |
| 内旋 | 75° ~85° |
| 外旋 | 80° ~104° |

引自：Soucie 等（2011）；Zwerus 等 (2017)

表 7.3 日常生活中肘部的最小活动范围均值

| 活动类型 | 活动范围均值 |
|---|---|
| 屈曲 | 130° |
| 扩大 | 30° |
| 内旋 | 50° |
| 旋律 | 50° |

引自：Zwerus 等 (2017)

腕关节可以沿两个轴进行运动，允许屈曲、伸展、内收和外展（表 7.4，表 7.5）。手具有令人难以置信的运动范围（表 7.6）。两个关节的活动范围和前臂的肌肉使得各种活动成为可能。

表 7.4 腕部的活动范围

| 活动类型 | 活动范围 |
|---|---|
| 屈曲 | 60° ~80° |
| 伸展 | 60° ~75° |
| 桡偏 | 20° ~25° |
| 尺偏 | 30° ~39° |

引自：Norkin 和 White（2017）

表 7.5　日常生活中的腕关节活动范围均值

| 活动类型 | 活动范围 |
|---|---|
| 日常生活活动中的运动功能均值 | • 屈曲 45°<br>• 伸展 50°<br>• 桡偏 15°<br>• 尺偏 40° |
| 日常生活活动的运动均值 | • 屈曲 50°<br>• 伸展 51°<br>• 桡偏 12°<br>• 尺偏 40° |

引自：Brigstocke 等（2013）；Nelson 等 (1994)

表 7.6　指关节的活动范围

| 关节 | 动作类型 | 平均 |
|---|---|---|
| 掌指关节 | 屈曲 | 90° ~100° |
| | 伸展 | 20° ~45° |
| 近端指间关节 | 屈曲 | 90° ~120° |
| | 伸展 | 0° |
| 远端指间关节 | 屈曲 | 70° ~90° |
| | 伸展 | 0° |
| 掌指关节（拇指） | 屈曲 | 50° ~60° |
| | 伸展 | 14° ~23° |
| 指间关节（拇指） | 屈曲 | 67° ~80° |
| 腕掌关节（拇指） | 屈曲 | 15° ~45° |
| | 伸展 | 0° ~20° |
| | 外展 | 50° ~70° |

引自：Norkin 和 White（2017）

# 常见损伤

　　上肢损伤的发生率没有性别和年龄差异，包括创伤性和慢性过用性损伤，其他类型的损伤则取决于特定的职业需求。跌倒、机动车事故、暴力活动、运动事故或穿透伤等，也是造成肘部腕、手部严重损伤的原因（Dines 等，

2015）。上肢损伤可能导致严重残疾，并对日常生活产生负面影响。这些损伤可能会造成骨和软组织的损伤，可能需要进行手术，因此影响了各种职业的人员重返工作岗位（Blackwell 等，2014）。腕管综合征是一种常见的损伤，多通过手术治疗（表 7.7）。

上肢常见损伤包括肩袖损伤、内撞击综合征、上盂唇撕裂和肘上髁炎（Dines等，2015），在网球、壁球和羽毛球等涉及上臂动作的运动中很常见。腕部受伤最多（占所有上肢受伤的 15.2%），其次是手指（占所有伤害的 38.4%）（Bachoura、Ferikes 和 Lubahn，2017；Ootes、Lambers 和 Ring，2012）。

表 7.7 肘、腕和手的常见损伤

| 常见损伤 | 发生率 | 特征 |
| --- | --- | --- |
| 桡骨头脱位 | • 在英国，每年约 50 000 例<br>• 在美国，每年每 10 万人 6~13 例 | • 上肢损伤<br>• 由拉力作用于伸直的肘关节和前臂上造成<br>• 在 5 岁以下儿童中，可造成桡骨头半脱位或环状韧带嵌顿于肱桡关节<br>• 多见于女孩和左利手者 |
| 外上髁炎 | • 在英国，每年每 1 000 人 4~7 例<br>• 在美国，每年每 1 000 人 2.98 例 | • 腕部伸肌过用性损伤，如桡侧腕短伸肌<br>• 由负重以及反复抓握、腕部伸展、桡偏和（或）前臂旋后造成的反复损伤引起<br>• 常见于 40 岁以上人群<br>• 肱骨外上髁酸痛和触痛<br>• 伴伸肌腱急 / 慢性炎症和微撕裂 |
| 鹰嘴滑囊炎 | • 没有报告 | • 滑囊炎<br>• 由于创伤、长时间持续压迫、感染，导致囊内出血和炎性介质释放<br>• 鹰嘴突附近疼痛、肿胀和发红<br>• 多见于 30~60 岁的男性 |
| 腕骨（舟骨）骨折 | • 在英国，每年每 10 万人 12.4 例<br>• 在美国，每年约 20 000 例 | • 腕骨骨折<br>• 在涉及高冲击损伤的运动中很常见<br>• 男性多见<br>• 多由伸手跌落、运动损伤或机动车事故造成<br>• 以拇指基底部下方的疼痛和压痛为特征 |

（续表）

| 常见损伤 | 发生率 | 特征 |
|---|---|---|
| 槌状指 | • 在英国，为成人人口的1%~2%<br>• 在美国，约占手和腕部所有肌腱病变的5.6% | • 伴远节指骨基底部肌腱撕裂或骨性撕脱的创伤性I区病变<br>• 年轻人常见<br>• 通常发生在于远端指间关节过屈或过伸状态下在指尖施加轴向载荷的情况下<br>• 压痛、疼痛、肿胀，无法拉直手指尖，手指灵活性降低，捏力和抓握能力降低 |
| De Quervain综合征 | • 在美国，男性为每年每1 000人0.6例，女性为每年每1 000人2.8例 | • 影响拇指肌腱<br>• 由手和腕的反复运动引起<br>• 中年女性多见<br>• 腕关节进行某些动作时有抓握困难、疼痛和压痛，以及拇指基底部附近的疼痛<br>• 40~60岁人群多发 |
| 腕管综合征 | • 在英国，每年每1万人27.68例<br>• 在美国，每年每1 000人1.5~3.5例 | • 最常见的卡压性单神经病变<br>• 特征是正中神经穿过屈肌支持带下方的纤维骨通道时受到压迫<br>• 由手和腕的剧烈或反复运动引起<br>• 多见于中年（30~60岁）肥胖妇女<br>• 易发人群可能有黏液性水肿、肢端肥大症、妊娠、肥胖、类风湿性关节炎、原发性淀粉样变性或痛风等<br>• 症状包括手掌和手指麻木、刺痛、疼痛和无力 |

引自：Alla、Deal和Dempsey（2014）；Bachoura等（2017）；Becker、McCormick和Renfrew（2008）；Blackwell等（2014）；Burton等（2018）；Daly等（2018）；Dines等（2015）；Garala、Taub和Dias（2016）；Gobbi等（2017）；Halstead和Bernhardt（2017）；Heydari等（2018）；Irie等（2014）；Robertson等（2018）；Salazar Botero等（2016）；Sanders等（2015）；Vitello等（2014）；Wolf、Mountcastle和Owens（2009）；Wolf等（2010）

# 红旗表现

红旗表现有助于尽早发现潜在的严重病变（表7.8）。发现红旗表现时，操作者应格外谨慎，通过合理的临床推理和谨慎的操作来最大限度地降低治疗后发生不良反应的风险（WHO，2005）。

**表 7.8 肘、腕和手的红旗表现**

| 病变 | 症状和体征 |
|------|-----------|
| 筋膜室综合征 | • 钝伤、挤压伤或手术史<br>• 前臂持续疼痛和紧张<br>• 疼痛因受累肌肉的伸展而加重<br>• 受累筋膜室触诊紧张且有触痛<br>• 脉搏减弱和毛细血管再灌注不良<br>• 感觉异常（刺痛或针刺感）或缺失 |
| Colles 骨折 | • 伸手跌倒，在伸腕状态下受到高冲击损伤<br>• 伸腕疼痛<br>• 多见于年轻男性或老年女性<br>• 手腕炎症<br>• 腕部保持于中立位 |
| 桡骨头骨折 | • 伸臂跌倒<br>• 桡骨头压痛<br>• 肘关节积液<br>• 主动旋后和旋前受限或难以忍受 |
| Raynaud 现象 | • 家族史<br>• 接受雌激素治疗的女性<br>• 暴露于极冷环境和冻伤<br>• 潜在的胶原血管疾病<br>• 手指充血性红斑和（或）发绀<br>• 服用促进血管收缩的药物（如 β－受体阻滞剂、苯丙胺、咖啡因等） |
| 缺血性坏死 | • 缓慢发作的疼痛，伴上肢僵硬<br>• 酗酒和滥用类固醇病史<br>• 癌症治疗史（尤其是化疗） |
| 反射性交感神经营养不良或复杂局部疼痛综合征 | • 创伤或手术史<br>• 与刺激不成比例的剧烈灼痛／疼痛<br>• 常规镇痛无效<br>• 继发性痛觉过敏／超敏反应<br>• 患处出现炎症，受累肢体和未受累肢体的温差较大 |
| 月骨脱位或骨折 | • 腕部疼痛，尤其是在伸腕运动终末<br>• 伸手跌落或手背屈损伤史<br>• 抓握或活动腕部时有明显疼痛<br>• 抓握物体时有握力下降和（或）疼痛减轻 |

（续表）

| 病变 | 症状和体征 |
|------|-----------|
| 舟骨骨折 | • 伸手跌倒史<br>• 多见于有骨质疏松的男性（15~30 岁）和女性<br>• 手腕炎症和（或）青肿<br>• 拇指基底部疼痛，有或没有肿胀或瘀青<br>• 舟骨结节压痛<br>• 抓紧物体时疼痛加剧<br>• 腕或拇指的运动限制 |
| 长屈肌腱断裂 | • 手掌侧损伤<br>• 指尖区域的感觉受限<br>• 屈肌强力收缩<br>• 肌腱裂伤<br>• 单纯远端指间关节（DIP）或近端指间关节（PIP）屈曲丧失（活动）<br>• 受累肌肉可能出现可触及的缺损 |
| 黑色素瘤 | • 恶性疾病史<br>• 多见于 40 岁以下女性或 40 岁以上男性<br>• 多见于白人<br>• 多有晒伤史<br>• 边界不整齐的不对称/形状不规则的皮肤病变，伴锯齿状边缘<br>• 不明畸形、肿块或肿胀，颜色不均匀，直径＞6 毫米<br>• 突然的、原因不明的体重减轻<br>• 极度疲劳<br>• 持续或间歇性低热 |
| 手部感染 | • 发热、发冷和全身不适<br>• 近期感染史（如尿路或皮肤感染）<br>• 撕裂伤、瘀伤或刺伤（人或动物咬伤）病史<br>• 食欲不振<br>• Kanavel 征（包括手指屈曲、均匀肿胀，受累腱鞘压痛，伸展时明显疼痛） |

引自：Boissonnault (2005)；Godges（无日期）；Mabvuure 等 (2012)；Prasarn 和 Ouellette (2011)；Saunders 等 (2016)；Skirven 等 (2011)

# 特殊试验

表 7.9 并非详尽的特殊试验列表，但可以为治疗师提供该领域的指南。如果不确定对患者所做的解释是否合适，建议咨询合适的医学专家。

表 7.9 肘、腕和手的特殊试验

| 试验 | 步骤 | 阳性表现 | 解释 |
|------|------|---------|------|
| 内收 / 内翻压力试验<br>没有报告 | 患者取微屈肘坐位。在用一只手向内稳定上臂的同时，操作者将患者前臂于肘关节内收，对外侧副韧带形成内翻应力 | • 与未受累的肘部相比，患侧疼痛伴或不伴松弛度增加 | 外侧副韧带损伤（内翻不稳定） |
| 外翻压力试验<br>特异性：0.60<br>灵敏度：0.66 | 患者取屈肘 20°~30° 坐位。操作者确保患者的前臂处于水平状态，然后向肘部施加外翻应力 | • 未触及任何稳定的终点<br>• 疼痛重现 | 内侧副韧带不稳定 |
| 网球肘征 /<br>Thomson 试验<br>没有报告 | 患者取站立位。嘱患者握拳伸肘。操作者确保患者的手稍微背伸，用一只手固定腕背部，用另一只手握住患者的拳。然后，患者将拳抗阻伸向治疗师。最后一步也可以是操作者抗阻将患者背伸的拳屈曲 | • 外上髁和外侧伸肌间室的剧烈疼痛 | 外侧上髁炎 |
| Tinel 征<br>肘：<br>特异性：0.98<br>灵敏度：0.70<br>腕：<br>特异性：0.77<br>灵敏度：0.50 | 肘：患者取坐位。操作者握住患者上臂，用反射锤轻轻敲打尺神经沟<br>腕：操作者将患者的手稍微背屈，将腕背部置于桌上的垫子上，用反射锤或示指轻轻敲打腕部折痕处的正中神经 | • 轻敲尺神经沟后疼痛<br>• 加压处远端感觉异常，以及放射至手部的疼痛 | 肘：肘管综合征，尺神经压迫性神经病<br>腕：正中神经病变，腱鞘炎，腕管综合征 |
| Phalen 试验（屈腕征）<br>特异性：0.73<br>灵敏度：0.68 | 患者在按压手背的同时将双手置于掌屈状态并保持 1~2 分钟。按压手背会增加腕管压力 | • 正中神经支配区域的强烈感觉异常 | 正中神经损伤<br>腕管综合征<br>腱鞘炎<br>旋前圆肌综合征 |
| Murphy 试验<br>特异性：0.54<br>灵敏度：0.49 | 嘱患者握紧拳，观察第 3 掌骨的位置 | • 第三掌骨与第二、第四掌骨平行 | 月骨脱位 |

（续表）

| 试验 | 步骤 | 阳性表现 | 解释 |
|---|---|---|---|
| 指浅屈肌试验<br>特异性：0.72<br>灵敏度：1.0 | 嘱患者屈曲患指的近端指间关节，治疗师将其他手指伸开 | • 近端指间关节屈曲丧失 | 指浅屈肌腱断裂<br>腱鞘炎（仅在出现疼痛时） |
| 指深屈肌试验或球衣指征<br>没有报告 | 将示指和中指放在患者受累手指的掌侧，使近端指间关节保持伸展，然后指示患者屈曲远端指间关节 | • 远端指间关节难以屈曲 | 指深屈肌腱撕裂<br>腱鞘炎（仅在出现疼痛时） |
| Allen 试验 / 闭拳试验<br>特异性：0.97<br>灵敏度：0.73 | 患者取坐位。嘱患者将上肢上举超过水平面。操作者握住患者腕部，用手指压迫桡动脉和尺动脉。嘱患者握拳 1 分钟，将血从手中挤出。随后让患者放下手臂，放松此时苍白的手。依次释放单条动脉的压力，同时观察手和手指的颜色变化 | • 手的缺血性变化缓慢恢复 | 桡动脉或尺动脉受损 |

引自：Buckup 和 Buckup（2016）；Dhatt 和 Prabhakar（2019）；Karbach 和 Elfar（2017）；Magee（2014）；Pandey 等（2014）；Physical Therapists（无日期）；Valdés-Flores 等（2019）；Wald、Mendoza 和 Mihm（2019）；Zwerus 等（2018）

# 参阅文献

Alla, S.R., Deal, N.D. and Dempsey, I.J. (2014) 'Current concepts: Mallet finger.' Hand 9(2), 138–144. doi:10.1007/s11552-014-9609-y

Bachoura, A., Ferikes, A.J. and Lubahn, J.D. (2017) 'A review of mallet finger and jersey finger injuries in the athlete.' Current Reviews in Musculoskeletal Medicine 10(1), 1–9. doi:10.1007/s12178-017-9395-6

Becker, G.E., McCormick, F.M. and Renfrew, M.J. (2008) 'Methods of milk expression for lactating women.' Cochrane Database of Systematic Reviews. doi:10.1002/14651858.CD006170.pub2 Blackwell, J.R., Hay, B.A., Bolt, A.M. and Hay, S.M. (2014) 'Olecranon bursitis: A systematic overview.' Shoulder & Elbow 6(3), 182–190. doi:10.1177/1758573214532787

Boissonnault, W.G. (2005) Primary Care for the Physical Therapist. St Louis, MO: Elsevier Saunders. doi:10.1016/B978-0-7216-9659-1.X5001-1

Brantingham, J.W., Cassa, T.K., Bonnefin, D., Pribicevic, M., Robb, A., Pollard, H. et al. (2013) 'Manipulative and multimodal therapy for upper extremity and temporomandibular disorders: A systematic review.' Journal of Manipulative and Physiological Therapeutics 36(3), 143–201. doi:10.1016/j.jmpt.2013.04.001

Brigstocke, G., Hearnden, A., Holt, C.A. and Whatling, G. (2013) 'The functional range of movement of the human wrist.' Journal of Hand Surgery (European Volume) 38(5), 554–556. doi:10.1177/1753193412458751

Buckup, K. and Buckup, J. (2016) Clinical Tests for the Musculoskeletal System: Examinations, Signs, Phenomena. 3rd edn. Stuttgart: Thieme Medical Publishers.

Burton, C.L., Chen, Y., Chesterton, L.S. and van der Windt, D.A. (2018) 'Trends in the prevalence, incidence and surgical management of carpal tunnel syndrome between 1993 and 2013: An observational analysis of UK primary care records.' British Medical Journal Open 8(6), e020166. doi:10.1136/bmjopen-2017-020166

Daly, C.A., Boden, A.L., Hutton, W.C. and Gottschalk, M.B. (2018) 'Biomechanical strength of retrograde fixation in proximal third scaphoid fractures.' Hand. doi:10.1177/1558944718769385 Dhatt, S.S. and Prabhakar, S. (eds) (2019) Handbook of Clinical Examination in Orthopedics. Singapore: Springer Singapore. doi:10.1007/978-981-13-1235-9

Dines, J.S., Bedi, A., Williams, P.N., Dodson, C.C., Ellenbecker, T.S., Altcheck, D.W. et al. (2015) 'Tennis injuries: Epidemiology.' The Journal of the American Academy of Orthopaedic Surgeons 23(3), 181–189. doi:10.5435/JAAOS-D-13-00148

Garala, K., Taub, N.A. and Dias, J.J. (2016) 'The epidemiology of fractures of the scaphoid.' The Bone & Joint Journal 98–B(5), 654–659. doi:10.1302/0301-620X.98B5.36938

Gobbi, A., Espregueira-Mendes, J., Lane, J.G. and Karahan, M. (eds) (2017) Bio-orthopaedics. Berlin, Heidelberg: Springer. doi:10.1007/978-3-662-54181-4

Godges, J. (no date) 'Red Flags for Potential Serious Conditions in Patients with Elbow, Wrist, or Hand Problems.' Kaiser Permanente Southern California Physiotherapy Residency. Available at https://s3-us-west-2.amazonaws.com/scal-assets/scal-pt-residencyfellowship/03ElbowReg ion/01MedicalScreening-Elbow,WristandHandRegion.pdf

Halstead, M.E. and Bernhardt, D.T. (2017) 'Elbow Dislocation.' eMedicine. Available at https://emedicine.medscape.com/article/96758-overview

Heydari, F., Shariat, S.S., Majidinejad, S. and Masoumi, B. (2018) 'The use of ultrasonography for the confirmation of pulled elbow treatment.' Journal of Emergency Practice and Trauma 4(1), 24–28. doi:10.15171/jept.2017.24

Irie, T., Sono, T., Hayama, Y., Matsumoto, T. and Matsushita, M. (2014) 'Investigation on 2331 cases of pulled elbow over the last 10 years.' Pediatric Reports 6(2), 26–28. doi:10.4081/ pr.2014.5090

Karbach, L.E. and Elfar, J. (2017) 'Elbow instability: Anatomy, biomechanics, diagnostic maneuvers, and testing.' The Journal of Hand Surgery 42(2), 118–126. doi:10.1016/j.jhsa.2016.11.025 Lawrence, D. (2016) 'Chiropractic for the treatment of disease.' Focus on Alternative and Complementary Therapies 21(1), 46–47. doi:10.1111/fct.12223

Mabvuure, N.T., Malahlas, M., Hindocha, S., Khan, W. and Juma, A. (2012) 'Acute compartment syndrome of the limbs: Current concepts and management.' The Open Orthopaedics Journal 6, 535–543. doi:10.2174/1874325001206010535

Magee, D.J. (2014) Orthopedic Physical Assessment. 6th edn. St Louis, MO: Saunders. Nelson, D.L., Mitchell, M.A., Groszewski, P.G., Pennick, S.L. and Manske, P.R. (1994) 'Wrist Range of Motion in Activities of Daily Living.' in F. Schuind, K.N. An, W.P. Cooney III and M. Garcia-Elias (eds) Advances in the Biomechanics of the Hand and Wrist. Boston, MA: Springer US. doi:10.1007/978-1-4757-9107-5_29

Norkin, C.C. and White, D.J. (2017) Measurement of Joint Motion: A Guide to Goniometry. 5th edn. Philadelphia, PA: F.A. Davis Company.

Ootes, D., Lambers, K.T. and Ring, D.C. (2012) 'The epidemiology of upper extremity injuries presenting to the Emergency Department in the United States.' Hand 7(1), 18–22. doi:10.1007/s11552-011-9383-z

OpenStax (2018) Anatomy and Physiology. OpenStax CNX. Available at http://cnx.org/ contents/14fb4ad7-39a1-4eee-ab6e-3ef2482e3e22@12.8

Pandey, T., Slaughter, A.J., Reynolds, K.A., Jambhekar, K., David, R.M. and Hasan, S.A. (2014) 'Clinical orthopedic examination findings in the upper extremity: Correlation with imaging studies and diagnostic efficacy.' RadioGraphics 34(2), e24–e40. doi:10.1148/rg.342125061

Physical Therapists (no date) Orthopedic Special Tests: Upper Extremity. Available at https://pdhtherapy.com/wp-content/uploads/2016/09/PROOF6_PDH_OrthopedicSpecialTests_UPPER-Extremity_StandAloneCourse.pdf

Prasarn, M.L. and Ouellette, E.A. (2011) 'Acute compartment syndrome of the upper extremity.' The Journal of the American Academy of Orthopaedic Surgeons 19(1), 49–58. Available at www.ncbi.nlm.nih.gov/pubmed/21205767

Robertson, G.A.J., Ang, K.K., Maffulli, N., Keenan, G. and Wood, A.M. (2018) 'Return to sport following Lisfranc injuries: A systematic review and meta-analysis.' Foot and Ankle Surgery 10(2), 101–114. doi:10.1016/j.fas.2018.07.008

Salazar Botero, S., Hidalgo Diaz, J.J., Benaïda, A., Collon, S., Facca, S. and Liverneaux, P.A. (2016) 'Review of acute traumatic closed mallet finger injuries in adults.' Archives of Plastic Surgery 43(2), 134–144. doi:10.5999/aps.2016.43.2.134

Salehi, A., Hashemi, N., Imanieh, M.H. and Saber, M. (2015) 'Chiropractic: Is it efficient in treatment of diseases? Review of systematic reviews.' International Journal of Community-based Nursing and Midwifery 3(4), 244–54. Available at www.ncbi.nlm.nih.gov/pubmed/26448951

Sanders, T.L., Maradit Kremers, H., Bryan, A.J., Ransom, J.E., Smith, J. and Morrey, B.F. (2015) 'The epidemiology and health care burden of tennis elbow: A population-based study.' The American Journal of Sports Medicine 43(5), 1066–1071. doi:10.1177/0363546514568087

Saunders, R.J. Jr, Astifidis, R., Burke, S.L., Higgins, J. McClinton, M.A. (2016) Hand and Upper Extremity Rehabilitation. 4th edn. London: Churchill Livingstone. doi:10.1016/C2012-0-00728-4

Skirven, T.M., Osterman, A.L., Fedorczyk, J. and Amadio, P.C. (2011) Rehabilitation of the Hand and Upper Extremity, 2-Volume Set. 6th edn. Philadelphia, PA: Elsevier. Available at www.us.elsevierhealth.com/rehabilitation-of-the-hand-and-upper-extremity-2-volumeset- 9780323056021.html#panel1

Soucie, J.M., Wang, C., Forsyth, A., Funk, S., Denny, M., Roach, K.E. et al. (2011) 'Range of motion measurements: Reference values and a database for comparison studies.' Haemophilia 17(3), 500–507. doi:10.1111/j.1365-2516.2010.02399.x

Standring, S. (ed.) (2016) Gray's Anatomy: The Anatomical Basis of Clinical Practice. 41st edn. New York: Elsevier. Available at www.elsevier.com/books/grays-anatomy/ standring/978-0-7020-5230-9

Valdés-Flores, E., García-Álvarez, E., Garcí-Pérez, M.M., Castro-Govea, Y., Santos-Ibarra, A., Chacón-Martínez, H. et al. (2019) 'A test for the clinical evaluation of the flexor digitorum superficialis of the fifth finger.' Annals of Plastic Surgery 82(2), 166–168. doi:10.1097/ SAP.0000000000001741

Villaseñor-Ovies, P., Vargas, A., Chiapas-Gasca, K., Canoso, J.J., Hernández-Díaz, C., Saavedra, M.A. et al. (2012) 'Clinical anatomy of the elbow and shoulder.' Reumatología Clínica 8, 13–24. doi:10.1016/j.reuma.2012.10.009

Vitello, S., Dvorkin, R., Sattler, S., Levy, D. and Ung, L. (2014) 'Epidemiology of nursemaid's elbow.' Western Journal of Emergency Medicine 15(4), 554–557. doi:10.5811/westjem.2014.1.20813

Wald, S.H., Mendoza, J. and Mihm, F.G. (2019) 'Procedures for vascular access.' A Practice of Anesthesia for Infants and Children, 1129–1145.e5. doi:10.1016/B978-0-323-42974-0.00049-5

WHO (World Health Organization) (2005) WHO Guidelines on Basic Training and Safety in Chiropractic. Geneva: WHO.

Wolf, J.M., Mountcastle, S. and Owens, B.D. (2009) 'Incidence of carpal tunnel syndrome in the US military population.' Hand 4(3), 289–293. doi:10.1007/s11552-009-9166-y

Wolf, J.M., Mountcastle, S., Burks, R., Sturdivant, R.X. and Owens, B.D. (2010) 'Epidemiology of lateral and medial epicondylitis in a military population.' Military Medicine 175(5), 336–339. Available at www.ncbi. nlm.nih.gov/pubmed/20486505

Zwerus, E.L., Somford, M.P., Maissan, F., Heisen, J., Eygendaal, D. and van den Bekerom, M.P. (2018) 'Physical examination of the elbow, what is the evidence? A systematic literature review.' British Journal of Sports Medicine 52(19), 1253–1260. doi:10.1136/bjsports-2016-096712

Zwerus, E.L., Willigenburg, N.W., Scholtes, V.A., Somford, M.P., Eygendaal, D. and van den Bekerom, M.P. (2017) 'Normative values and affecting factors for the elbow range of motion.' Shoulder & Elbow 11(3), 1–10. doi:10.1177/1758573217728711

# 肘部操作技术

## 坐位肱尺关节操作

**患者体位**：坐位。

**操作者体位**：站 / 坐在患者的一侧。

**操作要点**：

- 患者坐在操作床上，将患侧手置于操作床和患者臀部之间以牢固固定。
- 操作者站立或坐在患者身旁，并用双手豌豆骨和鱼际牢固地抓住肱 / 尺关节前方。
- 如图所示，在操作者进行操作时，加于患者手的重量可使手臂更稳定。

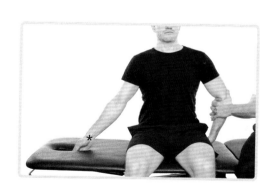 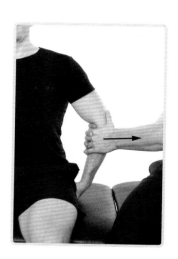

# 坐位桡骨头拇指接触操作

**患者体位：**坐位。

**操作者体位：**弓步站于患者的治疗侧。

**操作要点：**

- 肘部旋后，定位并触诊桡骨头内侧；用拇指作为桡骨头后方的支点，确保消除组织松弛。
- 用另一只手抓住患者手腕内侧并使其旋前。
- 左、右手按照 50/50 的比例运动，屈肘的同时内旋，使桡骨头更靠外侧。
- 感觉遇阻后，通过朝向盂肱关节施加短促推力进行操作。

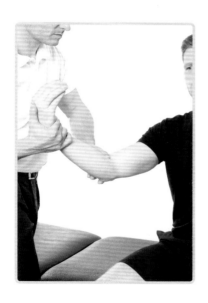
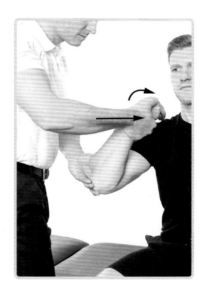

# 坐位桡骨头豌豆骨接触操作

**患者体位：**坐位。

**操作者体位：**弓步站于患者的治疗侧。

**操作要点：**

- 肘部旋后，定位并触诊桡骨头内侧；用豌豆骨作为桡骨头后方的支点，确保消除组织松弛。
- 用另一只手抓住患者手腕内侧并使其旋前。
- 左、右手按照 50/50 的比例运动，屈肘的同时内旋，使桡骨头更靠外侧。
- 感觉遇阻后，通过朝向盂肱关节施加短促推力进行操作。

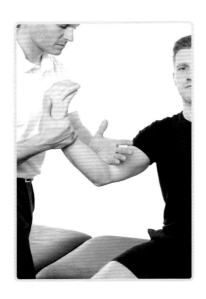
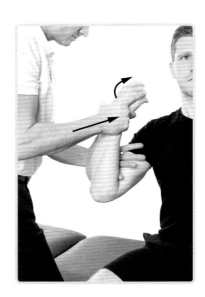

# 站立位桡骨头拇指接触操作

**患者体位：**站立位。

**操作者体位：**弓步站于患者的治疗侧。

**操作要点：**

- 该技术也可以在患者取仰卧位、斜卧位或坐位的情况下应用。

- 找到并触诊桡骨头外侧面。

- 用另一只手抓住患者的手腕，使前臂 45° 旋前（拇指朝下）并使患者向远离操作者的方向倾斜；可轻微增加关节的牵引力，有助于消除组织松弛。

- 感觉受阻后使前臂前旋，屈曲腕部并使肘部完全伸展，同时向桡骨头施加倾斜向下的压力来进行操作。

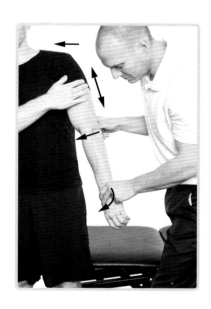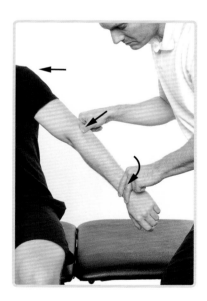

# 俯卧位桡骨头操作

**患者体位：** 俯卧位。

**操作者体位：** 弓步站于患者的治疗侧。

**操作要点：**

- 定位并触诊桡骨头外侧面，牵引肘部。
- 用另一只手抓住患者的手腕，使前臂 45° 旋前（拇指朝下）。
- 感觉受阻后，使前臂旋前，屈曲手腕并完全伸展肘部，同时向桡骨头施加倾斜向下的压力来进行操作。

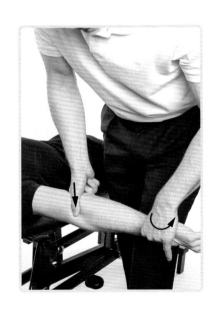

# 坐位肱桡关节纵向牵引操作

**患者体位：**坐位。

**操作者体位：**弓步站于患者的治疗侧，肘部微屈。

**操作要点：**

- 一只手（支持手）握住前臂远端，用另一只手（接触手）的虎口卡住肱骨远端上方。

- 用支持手稍加牵引，接触手对肱桡关节施加倾斜向下的推力。

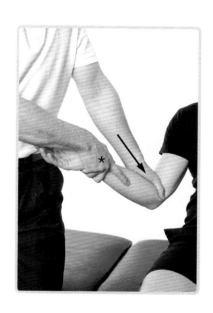

# 仰卧位桡骨头支点纵向操作

**患者体位：**仰卧位。

**操作者体位：**弓步站于患者的治疗侧。

**操作要点：**

- 用一只手稳定患侧肩部，同时用另一只手握住患侧的腕部。
- 如图所示，用在前的腿顶住患肘，支点位于内侧髁下。
- 在腕部略微旋前，使桡骨头发生环转。
- 加大肩部和腕部的压力。
- 嘱患者平缓呼吸，左、右手以 50/50 的比例施加推力，使桡骨外侧间隙变大。

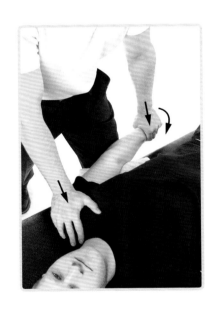

# 俯卧位肱尺关节后前操作

**患者体位：**俯卧位，患侧上肢外展。

**操作者体位：**弓步站于患者的治疗侧。

**操作要点：**

- 操作者将接触手的鱼际置于鹰嘴处。

- 前臂旋前，使掌心向上。

- 在鹰嘴处施压。

- 嘱患者平缓呼吸，施加短促的后前向推力。

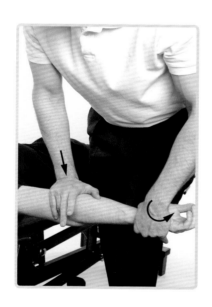

# 坐位肱尺关节后前操作

**患者体位：** 坐位，患侧上肢外展。

**操作者体位：** 站于患者的患侧。

**操作要点：**

- 用支持手鱼际托住患肢肱骨内、外上髁。
- 用另一只手（接触手）抓住患者的手腕。
- 用右手握住手腕使肘部伸展，同时支持手对肱骨内、外上髁施加向上的压力。

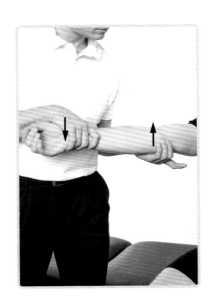

# 仰卧位肱尺关节间隙内外操作

**患者体位：** 仰卧位，患肢外展。

**操作者体位：** 站于患者的患侧，目标关节的内侧。

**操作要点：**

- 肘部外展，触诊肘关节内侧间隙。
- 用外侧髋部支撑患者前臂，使其靠在自己的身体上，以便稳定。
- 接触手置于肘部内侧，拇指放在关节线上。
- 用身体支撑患者肘部，内外向施压。
- 在肘部内侧施加短促推力，使关节外侧间隙变大。

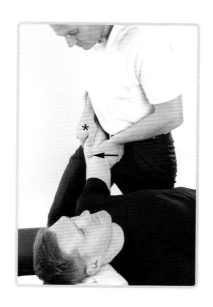

# 仰卧位肱尺关节间隙外内操作

**患者体位：** 仰卧位。

**操作者体位：** 站于患者的患侧。

**操作要点：**

- 肘部外展，触诊肘关节外侧间隙。
- 用外侧髋部支撑患者前臂，使其靠在操作者的身体上，以便稳定。
- 接触手置于肘部外侧，拇指放在关节线上。
- 用身体支撑患者肘部，外内向施压。
- 在肘部外侧施加短促推力，使关节内侧间隙变大。

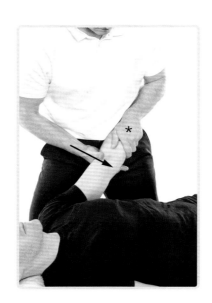

# 倾斜坐位肱尺关节间隙外内操作

**患者体位：**坐位，上半身向远离操作者侧倾斜。

**操作者体位：**站于患者的患侧。

**操作要点：**

- 肘部外展，触诊肘关节内侧间隙。
- 用外侧髋部支撑患者前臂，使其靠在自己的身体上，以便稳定。
- 接触手置于肘部内侧，拇指放在关节线上。
- 用身体支撑患者肘部，内外向施压。
- 在肘部内侧施加短促推力，使关节外侧间隙变大。

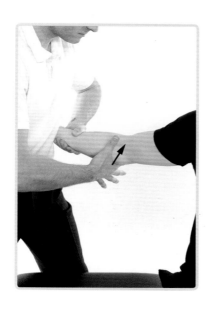

# 坐位肱尺关节间隙外内操作

**患者体位：**坐位。

**操作者体位：**站于患者的患侧。

**操作要点：**

- 肘部外展，触诊肘关节内侧间隙。

- 用身体支撑患者前臂，使其稳定。

- 接触手置于肘部外侧，拇指放在关节线上。

- 用身体支撑患者肘部，外内向施压。

- 在肘部内侧施加短促推力，使关节内侧间隙变大。

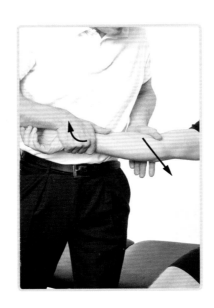

# 俯卧位肱尺关节间隙内外操作

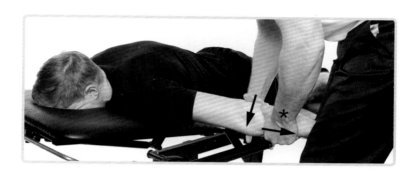

**患者体位：** 俯卧位，患肢外展。

**操作者体位：** 站于患者的患侧。

**操作要点：**

- 操作者将患肢外展 90°，用双腿夹住患肢前臂将其稳定于膝部，同时身体后倾以对肘关节进行牵引。
- 接触手置于肘部内上方，另一只手置于肘部外下方，拇指放在关节线上。
- 通过身体后倾进行牵引，用接触手对肘关节施加外内向压力。
- 在肘部内侧施加短促推力，使关节外侧间隙变大。
- 调整：肘关节线以下的双侧接触有助于稳定肘部。通过双手向肘关节施压，向外侧施加短促推力。

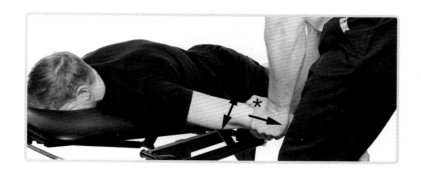

# 俯卧位肱尺关节间隙外内操作

**患者体位：** 俯卧位，患肢外展。

**操作者体位：** 站于患者的患侧。

**操作要点：**

- 操作者将患肢外展 90°，用双腿夹住患肢前臂将其稳定于膝部，同时身体后倾以对肘关节进行牵引。
- 接触手置于肘部外上方，另一只手置于肘部内下方，拇指放在关节线上。
- 通过身体后倾进行牵引，用接触手对肘关节施加外内向压力。
- 在肘部内侧施加短促推力，使关节内侧间隙变大。
- 调整：肘关节线以下的双侧接触有助于稳定肘部。通过双手向肘关节施压，向内侧施加短促的推力（如图所示）。

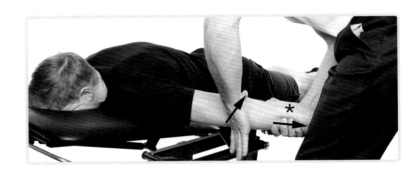

# 腕部操作技术

## 仰卧位拇指 / 第 1 MCP 关节操作

**患者体位：** 仰卧位，患肢外展。

**操作者体位：** 站于患者的患侧。

**操作要点：**

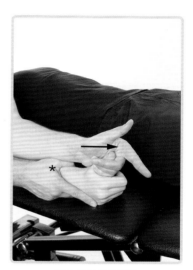

第 1 掌指关节操作

- 如图所示，用左手抓住患者拇指，将豌豆骨置于关节上。
- 用右手按住并稳定手腕。
- 将手固定在第 1 掌指关节和大多角骨之间的平台上。
- 用手握住并牵引第 1 掌骨——这将会打开第一掌指关节间隙——然后将接触手（操纵拇指，如图所示）放在关节线上。
- 将手掌面置于另一只手上，以加强第 1 掌指关节后面。
- 轻微伸展手臂，在患者第 1 掌指关节的近端施加牵引力使其伸展。
- 嘱患者平缓呼吸。
- 当患者呼气时，到达运动终点，通过牵引使关节被牵开。

# 俯卧位腕部伸展操作

**患者体位：**俯卧位，患肢外展。

**操作者体位：**站于患者的治疗侧。

**操作要点：**

- 如图所示，患者俯卧。用接触手握住患者完全旋前的手，通过腕部向后牵引。
- 定位目标腕骨用拇指按住，并用另一只手豌豆骨支持拇指。
- 屈伸患者的手腕。
- 当患者手腕伸展时，向手掌方向进行操作。

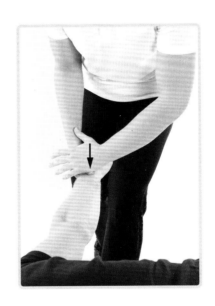

# 俯卧位腕部屈曲操作

**患者体位**：俯卧位，患肢外展。

**操作者体位**：站于患者的患侧。

**操作要点**：

- 如图所示，患者俯卧。用接触手握住患者完全旋后的手，通过腕部向后牵引。
- 定位目标腕骨用拇指按住，并用另一只手豌豆骨支持拇指。
- 屈伸患者的手腕。
- 当患者手腕屈曲时，向手掌方向进行操作。

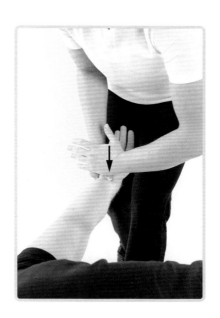

# 仰卧位尺骨远端操作

**患者体位：** 仰卧位，患肢外展。

**操作者体位：** 站于患者的患侧。

**操作要点：**

- 左手置于患者腕关节上方的尺骨远端。

- 右手稳定并牵引腕部，使其远离尺骨远端，关节间隙增大。

- 在牵引下用右手对腕部施加向上的力，用左手对腕部施加向下的力。

- 嘱患者平稳呼吸。

- 当患者呼气时，到达运动终点。左手和右手之间会形成一个剪切力，使得关节被牵开。

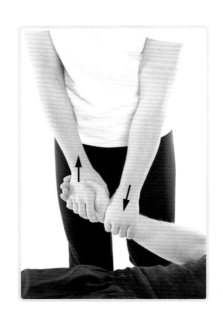

# 仰卧位桡骨远端操作

**患者体位：**仰卧位，患肢外展。

**操作者体位：**站于患者的患侧。

**操作要点：**

- 左手置于患者腕关节上方的桡骨远端。
- 右手稳定并牵引腕部，使其远离桡骨远端，关节间隙增大。
- 在牵引下用左手对腕部施加向上的力，用右手对腕部施加向下的力。
- 嘱患者平缓呼吸。
- 当患者呼气时，到达运动终点。左手和右手之间会形成一个剪切力，使得关节被牵开。

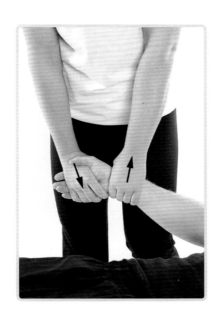

## 第八章

# 腰　椎

整脊治疗是骨科医师、整脊治疗师和物理治疗师等各种医疗保健专业人员经常使用的一种治疗方法（Dorron 等，2016）。腰椎整脊操作（LSM）常用于腰背痛（LBP）和腰椎间盘突出等的治疗（Hincapié 等，2018；Shokri 等，2018；Tudini 等，2016）。值得注意的是，据估计，70%~80% 的个体在一生中的某个时间点会受到 LBP 的影响。在美国，由此造成的相关经济负担每年超过每年 1 000 亿美元；而在英国，则每年超过 120 亿英镑（Allegri 等，2016；Dagenais、Caro 和 Haldeman，2017；Dorron 等，2016；Tudini 等，2016）。尽管部分医生对采用 LSM 治疗 LBPSM 持保留态度（Hincapié 等，2018），但其效果不容忽视，因为各种研究显示该疗法为患者带了了积极的收益，同时并发症非常罕见，每 370 万例不足 1 例（Olson，2016；Shokri 等，2018）。美国国立卫生研究院（NICE）（2016）在其指南中推荐采用整脊操作或其他形式的手法治疗处理 LBP。与其他治疗一样，治疗师需要在进行 LSM 操作前确定导致 LBP 的病因。

本章讨论了腰椎的关节及其运动范围、常见损伤、重要的红旗表现以及相关特殊试验。

## 关节

腰椎包括 5 块（L1~L5；表 8.1）通过相关的肌肉、韧带和肌腱形成关节的椎骨（Bogduk 和 Bogduk，2012；Cooper，2015），向上为胸椎，向下为骶椎。腰椎明显较大，缺少肋骨关节面和横突孔（Standring，2016；Waxenbaum 和 Futterman，2018）。在腰椎区域，关节突关节位于矢状面内，与横断面和冠状面分别成 90° 和 45° 角（Hamill、Knutzen 和 Derrick，2014），上部靠近中线，下部偏向外侧。这在腰骶交界处发生变化，小关节面"移至额状平面，L5 的下关节突关节面向前"（Hamill 等，2014）。腰骶交界处关节突关节方向的改变，可有效防止脊柱在骶骨上向前滑移（Hamill 等，2014）。腰椎关节在负重并保护神经组织的同时，允许进行运动（Cooper，2015）。

表 8.1　腰椎的关节

| 关节 | 描述 | 功能 |
|---|---|---|
| 联合关节<br>（继发性软骨关节） | • 相邻椎骨之间的关节 | • 允许椎骨间的微动<br>• 在高冲击力活动和承重过程中提供支持 |
| 关节突关节<br>（顶突关节，小关节） | • 由相邻椎骨的上、下关节突形成滑膜关节 | • 限制脊柱的前移和屈曲<br>• 提供滑动和运动间隙<br>• 方便旋转 |
| 纤维关节 | • 由纤维结缔组织直接连接相邻椎骨<br>• 融入腰椎的椎板、横突和棘突 | • 将脊柱稳定在适当的位置 |

引自：Bogduk 和 Bogduk（2012）；Olson（2016）；OpenStax（2018）；Standring（2016）；Watson、Paxinos 和 Kayalioglu（2009）

# 活动范围

　　腰椎的关节允许轴向压缩、轴向牵引、屈曲、伸展、轴向旋转和侧屈等运动（Bogduk 和 Bogduk，2012；Cooper，2015；表 8.2）。有研究报道了腰椎活动范围为屈曲 52°~60°、伸展 15°~37°、侧屈 14°~26°（左右），旋转约 30°（Hamill 等，2014；Olson，2016）。重要的是要明白人与人之间的差异很大，因此临床很难准确测量腰椎运动。多种原因也会影响其活动范围，如年龄、性别、遗传因素、疾病和韧带松弛等（McKenzie 和 May，2003；表 8.3）。

表 8.2　16~90 岁受试者腰椎活动范围的最大和最小中位值

| 运动 | 男性 | | 女性 | |
|---|---|---|---|---|
| | 最大值（中位数） | 最小值 | 最大值（中位数） | 最小值 |
| 屈曲 | 73° | 40° | 68° | 40° |
| 伸展 | 29° | 7° | 28° | 6° |

（续表）

| 运动 | 男性 | | 女性 | |
|---|---|---|---|---|
| | 最大值（中位数） | 最小值 | 最大值（中位数） | 最小值 |
| 右侧屈 | 28° | 15° | 27° | 14° |
| 左侧屈 | 28° | 16° | 28° | 18° |
| 向右轴向旋转 | 7° | 7° | 8° | 8° |
| 向左轴向旋转 | 7° | 7° | 6° | 6° |

引自：Troke 等 (2005)

**表 8.3　25~36 岁男性腰椎分段活动范围**

| 水平 | 屈曲（向前屈曲） | 伸展（向后屈曲） | 屈伸 | 侧屈 | | 轴向旋转 | |
|---|---|---|---|---|---|---|---|
| | | | | 左 | 右 | 左 | 右 |
| L1 - L2 | 8°（5°） | 5°（2°） | 13°（5°） | 5° | 6° | 1° | 1° |
| L2 - L3 | 10°（2°） | 3°（2°） | 13°（2°） | 5° | 6° | 1° | 1° |
| L3 - L4 | 12°（1°） | 1°（1°） | 13°（2°） | 5° | 6° | 1° | 2° |
| L4 - L5 | 13°（4°） | 2°（1°） | 16°（4°） | 3° | 5° | 1° | 2° |
| L5 - S1 | 9°（6°） | 5°（4°） | 14°（5°） | 0 | 2° | 1° | 0 |

引 自：Bogduk 和 Bogduk（2012）；Pearcy 和 Tibrewal（1984）；Pearcy、Portek 和 Shepherd（1984）

# 常见损伤

　　腰椎经常因各种事件而受到损伤，如机动车事故、运动事故或超出椎骨强度的外力作用。损伤的程度从轻度到重度，后者包括各种类型的骨折、峡部裂、椎体滑脱和椎间盘突出等（Dunn、Proctor 和 Day，2006；表 8.4）。

**表 8.4　腰椎的常见损伤**

| 常见损伤 | 特征 |
|---|---|
| 软组织损伤 | • 肌肉扭伤（韧带损伤）和拉伤（肌肉或肌腱损伤）<br>• 无神经根病的局部压痛<br>• 持续脊柱肌肉锻炼会使症状加剧 |

（续表）

| 常见损伤 | 特征 |
|---|---|
| 腰椎间盘突出 | • 常是椎间盘磨损的结果<br>• 在承受较大的轴向负荷、频繁进行旋转和屈曲者（如运动员）中发生率较高，尽管在成年人中也很常见<br>• 临床表现包括下肢麻木，有时伴功能丧失；钝痛或剧烈疼痛，坐骨神经痛；肌肉痉挛、抽搐以及无力 |
| 峡部裂和腰椎滑脱 | • 通常发生在 L5（L5-S1）处，由反复过伸和轴向负荷引起<br>• 非神经根病性 LBP<br>• 伸展可使症状加剧<br>• 在活跃的年轻人中常见 |
| 压缩骨折 | • 椎骨前部骨折并导致椎体高度丢失<br>• 很少导致神经系统问题<br>• 有骨质疏松者常见 |
| 椎体骨折 | • 与高冲击事故和骨质疏松有关<br>• 通常会导致神经系统功能障碍，临床表现为麻木、晕眩、刺痛、脊柱和神经源性休克等<br>• 男性多见 |

引自：Dunn 等（2006）；Ombregt（2013）

# 红旗表现

红旗表现的存在可能提示腰痛患者有严重病变（McKenzie 和 May，2003；Verhagen 等，2016；表 8.5）。Verhagen 等（2017）指出，尚不清楚哪些红旗表现是相关的，因为对红旗表现在 LBP 诊断中的应用经验不足。如果疑有红旗表现，应通过合理的临床推理和谨慎的操作来尽量降低进行 LSM 操作后发生不良事件的风险。

表 8.5　腰椎的红旗表现

| 疾病 | 发生率（估计） | 症状和体征 |
|---|---|---|
| 马尾综合征 | 从每 33 000 人 1 例到每 10 万人 1 例 | • 排便失禁或无法控制排便<br>• 鞍状麻痹（肛周 / 会阴）<br>• 下肢整体或进行性运动无力<br>• 足部感觉丧失（L4、L5 和 S1）<br>• 踝背屈、跖屈以及趾伸展无力 |

（续表）

| 状况 | 发生率（估计） | 症状和体征 |
|---|---|---|
| 恶性肿瘤 | 0.1%~3.5% | • 年龄 > 50 岁<br>• 癌症病史<br>• 意外或无法解释的消瘦<br>• 全身不适<br>• 截瘫<br>• 持续、渐进性"夜间痛"或"休息痛" |
| 可能的感染 | 每 25 万人 1 例 | • 发热（≥ 38℃）或发冷<br>• 新近感染（尿路或皮肤）史<br>• 免疫缺陷 / 艾滋病<br>• 脊柱附近的穿通伤<br>• 疼痛（夜间剧烈疼痛或休息时疼痛，或腰椎棘突压痛）<br>• 静脉吸毒或药物滥用<br>• 并发性免疫抑制疾病<br>• 常规治疗 6 周无效 |
| 脊柱骨折 | 患病率约 4% | • 年龄 > 50 岁<br>• 创伤史（老人和骨质疏松者之前发生骨折、跌倒或举重）<br>• 长期使用类固醇<br>• 疼痛（突然严重发作，负重时加剧）<br>• 畸形<br>• 体重低 |

引自：Gardner、Gardner 和 Morley（2011）；McKenzie 和 May（2003）；Olson（2016）；Verhagen 等（2016）

# 特殊试验

尽管尚无研究确认相关特殊试验与 LBP 有关，但治疗师经常使用特殊试验来检测腰椎不稳，并且在临床上确实有效（Ferrari 等，2015）。表 8.6 总结了部分常见试验、相关的阳性表现和解释。

表 8.6 并非详尽的特殊试验列表，但可以为治疗师提供该领域的指南。如果不确定对患者所做的解释是否合适，建议咨询合适的医学专家。

表 8.6　腰椎的特殊试验

| 试验 | 步骤 | 阳性表现 | 解释 |
|------|------|----------|------|
| 直腿抬高试验<br><br>灵敏度 = 0.80~0.97<br>特异性 = 0.4 | 患者仰卧，下肢伸直。操作者站于患侧，将患侧下肢在保持伸直的情况下缓慢抬起。操作者应不断检查患者的反应，并在报告症状时记录髋关节屈曲程度。对另一侧下肢重复上述操作。主动屈颈可增加硬脑膜张力 | • 髋部屈曲角度减小（小于或等于30°），疼痛自腰背部放射至大腿后面<br>• 小腿疼痛 | 神经根刺激<br>椎间盘突出 |
| Kemp 试验<br><br>灵敏度 = 0.35<br>特异性 = 0.47 | 患者站在治疗师面前，尽可能伸展脊柱。治疗师用一只手稳定髂骨，另一只手抓住肩部，然后施压，引导患者伸展，同时使患者向疼痛侧侧屈并旋转。维持这个姿势约3秒 | • 背部或下肢疼痛、麻木或刺痛 | 局部疼痛提示关节突关节综合征<br>疼痛向腿部放射提示神经根激惹 |
| 坍塌试验<br><br>灵敏度 = 0.84<br>特异性 = 0.83 | 患者坐于操作床边，膝后皮褶卡在操作床边缘。要求患者描述症状。然后要求患者在保持头颈于中立位的情况下屈曲胸椎和腰椎。于上胸椎区域轻轻加压，然后嘱患者完全屈曲颈部，使下颌尽量靠近胸骨。在保持压迫的同时，操作者背屈一侧踝关节，嘱患者尽可能伸展同侧膝关节。在每个步骤都描述他们的感受 | • 腰背部或下肢放射状疼痛的再现 | 坐骨神经根张力增高 |

引自：Kamath 和 Kamath（2017）；Majlesi 等（2008）；Olson（2016）；Stuber 等（2014）；Wise（2015）

　　腰椎既坚固又脆弱，承受了极大的负载，使其不能免受 LBP 等疾病的影响。LBP 对一个国家的经济将会造成明显的影响，因此寻找有效的治疗方法势在必行。随着对腰椎解剖结构、生物力学和影响腰椎的常见疾病的认识的深入，采用 LSM 技术治疗腰椎疾病的效果令人满意。然而，在决定采用或任何治疗方法前，有必要根据个人情况对病例进行仔细评估。

# 参阅文献

Allegri, M., Montella, S., Salici, F., Valente, A., Marchesini, M., Compagnone, C. et al. (2016) 'Mechanisms of low back pain: A guide for diagnosis and therapy.' F1000Research 5, 1530. doi:10.12688/f1000research.8105.2

Bogduk, N. and Bogduk, N. (2012) Clinical and Radiological Anatomy of the Lumbar Spine. Amsterdam: Elsevier/Churchill Livingstone.

Cooper, G. (2015) Non-Operative Treatment of the Lumbar Spine. Cham: Springer International Publishing. doi:10.1007/978-3-319-21443-6

Dagenais, S., Caro, J. and Haldeman, S. (2017) 'A systematic review of low back pain cost of illness studies in the United States and internationally.' The Spine Journal 8(1), 8–20. doi:10.1016/j. spinee.2007.10.005

Dorron, S.L., Losco, B.E., Drummond, P.D. and Walker, B.F. (2016) 'Effect of lumbar spinal manipulation on local and remote pressure pain threshold and pinprick sensitivity in asymptomatic individuals: A randomised trial.' Chiropractic & Manual Therapies 24(1), 47. doi:10.1186/s12998-016-0128-5

Dunn, I.F., Proctor, M.R. and Day, A.L. (2006) 'Lumbar spine injuries in athletes.' Neurosurgical Focus 21(4), E4. doi:10.1016/B978-0-323-06952-6.00070-1

Ferrari, S., Manni, T., Bonetti, F., Villafañe, J.H. and Vanti, C. (2015) 'A literature review of clinical tests for lumbar instability in low back pain: Validity and applicability in clinical practice.' Chiropractic & Manual Therapies 23, 14. doi:10.1186/s12998-015-0058-7

Gardner, A., Gardner, E. and Morley, T. (2011) 'Cauda equina syndrome: A review of the current clinical and medico-legal position.' European Spine Journal 20(5), 690–697. doi:10.1007/s00586-010-1668-3

Hamill, J., Knutzen, K. and Derrick, T.R. (2014) Biomechanical Basis of Human Movement. Philadelphia, PA: Wolters Kluwer.

Hincapié, C.A., Cassidy, J.D., Côté, P., Rampersaud, Y.R., Jadad, A.R. and Tomlinson, G.A. (2018) 'Chiropractic spinal manipulation and the risk for acute lumbar disc herniation: A belief elicitation study.' European Spine Journal 27(7), 1517–1525. doi:10.1007/s00586-017-5295-0

Kamath, S.U. and Kamath, S.S. (2017) 'Lasègue's sign.' Journal of Clinical and Diagnostic Research 11(5), RG01–RG02. doi:10.7860/JCDR/2017/24899.9794

Majlesi, J., Togay, H., Unalan, H. and Toprak, S. (2008) 'The sensitivity and specificity of the slump and the straight leg raising tests in patients with lumbar disc herniation.' Journal of Clinical Rheumatology 14(2), 87–91. doi:10.1097/RHU.0b013e31816b2f99

McKenzie, R. and May, S. (2003) The Lumbar Spine: Mechanical Diagnosis and Therapy. Volume 1. Waikanae, New Zealand: Spinal Publications New Zealand.

NICE (National Institute for Health and Care Excellence) (2016) 'Low back pain and sciatica in over 16s: Assessment and management.' NICE guideline. Available at www.nice.org.uk/guidance/ng59/resources/low-back-pain-and-sciatica-in-over-16s-assessment-andmanagement-pdf-1837521693637

Olson, K.A. (2016) Manual Physical Therapy of the Spine. 2nd edn. St Louis, MO: Elsevier. Ombregt, L. (2013) A System of Orthopaedic Medicine. London: Churchill Livingstone.

OpenStax (2018) Anatomy and Physiology. OpenStax College. Available at https://openstax.org/ details/books/anatomy-and-physiology

Pearcy, M.J. and Tibrewal, S.B. (1984) 'Axial rotation and lateral bending in the normal lumbar spine measured by three-dimensional radiography.' Spine 9(6), 582–587. Available at www. ncbi.nlm.nih.gov/pubmed/6495028

Pearcy, M., Portek, I. and Shepherd, J. (1984) 'Three-dimensional x-ray analysis of normal movement in the lumbar spine.' Spine 9(3), 294–297. Available at www.ncbi.nlm.nih.gov/pubmed/6374922

Shokri, E., Kamali, F., Sinaei, E. and Ghafarinejad, F. (2018) 'Spinal manipulation in the treatment of patients with MRI-confirmed lumbar disc herniation and sacroiliac joint hypomobility: A quasi-experimental study.' Chiropractic & Manual Therapies 26(1), 16. doi:10.1186/s12998-018-0185-z

Standring, S. (ed.) (2016) Gray's Anatomy: The Anatomical Basis of Clinical Practice. 41st edn. New York: Elsevier. Available at www.elsevier.com/books/grays-anatomy/standring/978-0-7020-5230-9

Stuber, K., Lerede, C., Kristmanson, K., Sajko, S. and Bruno, P. (2014) 'The diagnostic accuracy of the Kemp's test: A systematic review.' The Journal of the Canadian Chiropractic Association 58(3), 258–267. Available at www.ncbi.nlm.nih.gov/pubmed/25202153

Troke, M., Moore, A.P., Maillardet, F.J. and Cheek, E. (2005) 'A normative database of lumbar spine ranges of motion.' Manual Therapy 10(3), 198–206. doi:10.1016/j.math.2004.10.004

Tudini, F., Chui, K., Grimes, J., Laufer, R., Kim, S., Yen, S.-C. et al. (2016) 'Cervical spine manual therapy for aging and older adults.' Topics in Geriatric Rehabilitation 32(2), 88–105.doi:10.1097/TGR.0000000000000075

Verhagen, A.P., Downie, A., Maher, C. and Koes, B.W. (2017) 'Most red flags for malignancy in low back pain guidelines lack empirical support: A systematic review.' Pain. doi:10.1097/j.pain.0000000000000998

Verhagen, A.P., Downie, A., Popal, N., Maher, C. and Koes, B.W. (2016) 'Red flags presented in current low back pain guidelines: A review.' European Spine Journal 25(9), 2788–2802. doi:10.1007/s00586-016-4684-0

Watson, C., Paxinos, G. and Kayalioglu, G. (eds) (2009) The Spinal Cord: A Christopher and Dana Reeve Foundation Text and Atlas. Amsterdam: Elsevier/Academic Press.

Waxenbaum, J.A. and Futterman, B. (2018) 'Anatomy, Back, Lumbar Vertebrae.' StatPearls.Available at www.ncbi.nlm.nih.gov/pubmed/29083618

Wise, C.H. (2015) Orthopaedic Manual Physical Therapy: From Art to Evidence. Philadelphia, PA: F.A. Davis Company.

# 腰椎操作技术

## 侧卧位腰椎（L1~L5 / S1）旋转操作

**患者体位：** 侧卧位。

**操作者体位：** 面向患者，弓步站于操作床的一侧。

**操作要点：**

- 嘱患者取患侧卧位，身体保持笔直。

- 头部垫枕，保持中立位。

- 确认患者脊柱没有旋转和屈伸；下方的腿伸直，上方的腿屈髋成直角（如果可能的话），上足置于下方腿的膝部；双臂在胸前交叉折叠。

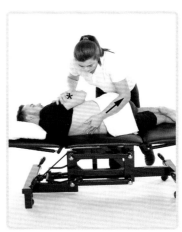

- 操作者面向患者站在操作床的一侧，双腿分开，在前方的腿向患者头部稍微旋转，内侧顶于操作床；在后方的腿约位于患者髋部水平，外侧在操作床沿。

- 握住患者的前臂，转动患者身体，直到触及目标节段。

- 向操作者的方向转动患者的身体。

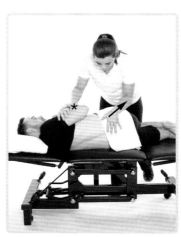

- 操作者将手置于目标节段的棘突（SP）或髂后上棘（PSIS），并向股骨成角，此即为施力方向。

- 嘱患者平缓呼吸。当开始呼气时，将患者上半身向远离操作者的方向旋转，同时将腰部旋转向自己，直到运动终点。

- 到达运动终点后，用操作者的体重沿患侧股骨径线方向加压。

**注意事项：**

- 做准备时，通过旋转并感觉到目标节段棘突反推（我们称为"傲立"），来确定已处于所需的水平。
- 使腰椎棘突指向天花板可以为腰椎操作提供正确的杠杆支点，意味着操作者可以更多使用体重，因此更省力。
- 操作可用手指、手掌、尺骨或前臂的伸肌／屈肌（考虑到舒适性和关节安全，我们更喜欢后者）来进行。
- 通过大腿接触时，可用毛巾衬垫。
- 切记不要长时间将患者保留于运动终点。
- 帮助患者回复仰卧位。

# 侧卧位腰椎（L1~L5 / S1）旋转身体下压操作

**患者体位：** 侧卧位。

**操作者体位：** 面向患者，弓步站于操作床的一侧。

**操作要点：**

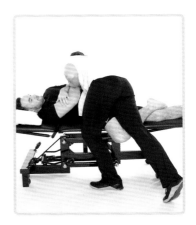

- 嘱患者取患侧卧位，身体保持笔直。

- 头部垫枕，保持中立位。

- 确认患者脊柱没有旋转和屈伸；下方的腿伸直，上方的腿屈髋成直角（如果可能的话），上足置于下方腿的膝部；双臂在胸前交叉折叠。

- 操作者面向患者站在操作床的一侧，双腿分开，在前方的腿向患者头部稍微旋转，内侧顶于操作床；在后方的腿约位于患者髋部水平，外侧在操作床沿。

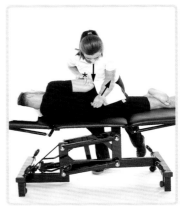

- 握住患者的前臂，转动患者身体，直到触及目标节段。

- 向操作者的方向转动患者的身体，直到目标节段棘突指向天花板。

- 操作者将手置于 PSIS，并向股骨成角，此即为施力方向。

- 操作者大腿接触患者大腿

- 嘱患者平缓呼吸。当开始呼气时，将患者上半身向远离操作者的方向旋转，同时将腰部旋转向自己，直到运动终点。

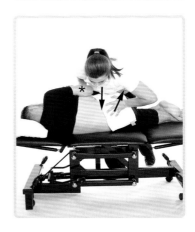

- 通过置于 PSIS 的手和与患者大腿接触的大腿，使患者腰椎向自己旋转。

- 到达运动终点后，通过旋转臂的接触以及腿部的向下运动，将操作者的体重沿患侧股骨径线方向传递至患者。

**注意事项：**

- 做准备时，通过旋转并感觉到目标节段棘突反推，来确定已处于所需的水平。
- 使腰椎棘突指向天花板可以为腰椎操作提供正确的杠杆支点，意味着操作者可以更多使用体重，因此更省力。
- 操作可用手指、手掌、尺骨或前臂的伸肌 / 屈肌（考虑到舒适性和关节安全，我们更喜欢后者）来进行。
- 通过大腿接触时，可用毛巾衬垫。
- 切记不要长时间将患者保留于运动终点。
- 帮助患者回复仰卧位。

# 侧卧位腰椎（L1~L5/S1）PSIS 接触无旋转操作

**患者体位：** 侧卧位。

**操作者体位：** 面向患者，弓步站于操作床的一侧。

**操作要点：**

- 嘱患者取患侧卧位，身体保持笔直。

- 头部垫枕，保持中立位。

- 确认患者脊柱没有旋转和屈伸；下方的腿伸直，上方的腿屈髋成直角（如果可能的话），上足置于下方腿的膝部；双臂在胸前交叉折叠。

- 操作者面向患者站在操作床的一侧，双腿分开，在前方的腿向患者头部稍微旋转，内侧顶于操作床；在后方的腿约位于患者髋部水平，外侧在操作床沿。

- 握住患者的前臂，转动患者身体，直到触及目标节段。

- 向操作者的方向转动患者的身体，直到目标节段棘突指向天花板。

- 操作者将手置于髂后上棘（PSIS），并向股骨成角，此即为施力方向。

- 操作者大腿接触患者大腿

- 嘱患者平缓呼吸。当开始呼气时，将患者上半身向远离操作者的方向旋转，同时将腰部旋转向自己，直到运动终点。

- 通过置于 PSIS 的手使患者腰椎向自己旋转。

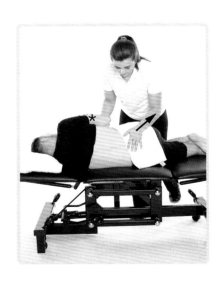

- 到达运动终点后，通过置于患侧 PSIS 的手将操作者的体重沿患侧股骨径线方向传递至患者。

**注意事项：**

- 此技术适用于患者明显比操作者重，或因各种原因无法正常旋转，但操作是安全的情况下。
- 使腰椎棘突指向天花板可以提供正确的腰椎操作杠杆支点，意味着操作者可以更多使用体重，因此更省力。
- 操作可用手指、手掌、尺骨或前臂的伸肌 / 屈肌（考虑到舒适性和关节安全，我们更喜欢后者）来进行。
- 可在 PSIS 处用毛巾衬垫。
- 切记不要长时间将患者保留于运动终点。
- 帮助患者回复仰卧位。

# 侧卧位腰椎（L1~L5 / S1）特定节段或 PSIS 鱼际接触无旋转操作

**患者体位：** 侧卧位。

**操作者体位：** 面向患者，弓步站于操作床的一侧。

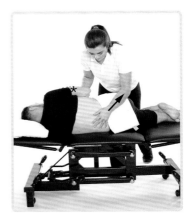

**操作要点：**

- 嘱患者取患侧卧位，身体保持笔直。

- 头部垫枕，保持中立位。

- 确认患者脊柱没有旋转和屈伸；下方的腿伸直，上方的腿屈髋成直角（如果可能的话），上足置于下方腿的膝部；双臂在胸前交叉折叠。

- 操作者面向患者站在操作床的一侧，双腿分开，在前方的腿向患者头部稍微旋转，内侧顶于操作床；在后方的腿约位于患者髋部水平，外侧在操作床沿。

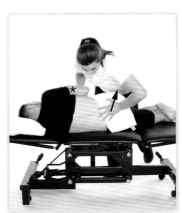

- 握住患者的前臂，转动患者身体，直到触及目标节段。

- 通过特定节段棘突或 PSIS 向操作者的方向转动患者的身体，直到目标节段棘突近乎指向天花板。

- 操作者将手置于特定节段或 PSIS，并向股骨或自己成角，此即为施力方向。

- 嘱患者平缓呼吸。当开始呼气时，将患者上半身向远离操作者的方向旋转，同时将腰部旋转向自己，直到运动终点。

- 通过置于 PSIS 的手使患者腰椎向自己旋转。

- 到达运动终点后，通过旋转特定节段或沿患侧股骨径线方向将操作者的体重传递至患者。

**注意事项：**

- 此技术适用于患者明显比操作者重，或因各种原因无法正常旋转，但操作是安全的情况下。
- 准备阶段没有旋转，操作过程中由操作者进行旋转操作。
- 使腰椎棘突指向天花板可以为腰椎操作提供正确的杠杆支点，意味着操作者可以更多使用体重，因此更省力。
- 操作可用手指、手掌、尺骨或前臂的伸肌／屈肌（考虑到舒适性和关节安全，我们更喜欢后者）来进行。
- 在前臂和 PSIS 处用毛巾衬垫。
- 切记不要长时间将患者保留于运动终点。
- 帮助患者回复仰卧位。

# 伴或不伴旋转的侧卧位腰椎（L1~L5 / S1）膝顶操作

**患者体位：**侧卧位。

**操作者体位：**面向患者，弓步站于操作床的一侧。

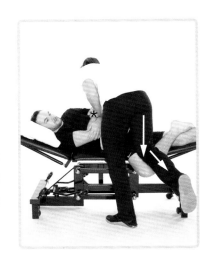

**操作要点：**

- 嘱患者取患侧卧位，身体保持笔直。
- 头部垫枕，保持中立位。
- 确认患者脊柱没有旋转和屈伸；下方的腿伸直，上方的腿屈髋成直角（如果可能的话），上足置于下方腿的膝部；双臂在胸前交叉折叠。
- 操作者面向患者站在操作床的一侧。
- 操作床倾斜约 30°，有助于针对目标节段做准备。
- 操作者双腿分开，在前方的腿向患者头部稍微旋转，内侧顶于操作床；在后方的腿约位于患者髋部水平，外侧在操作床沿。
- 握住患者的前臂，转动患者身体，直到触及目标节段。
- 向操作者的方向转动患者的身体，直到目标节段棘突近乎指向天花板。
- 操作者将手置于特定节段或 PSIS，并向股骨成角，此即为施力方向。
- 如图所示，操作者将膝部置于患者腘窝处，沿股骨径线倾斜向下。
- 嘱患者平缓呼吸。当开始呼气时，将患者上半身向远离操作者的方向旋转，同时将腰部旋转向自己，直到运动终点。
- 通过置于 PSIS 的手和大腿，使患者腰椎向自己旋转。
- 到达运动终点后，在腿部向下运动的支持下，通过旋转臂沿患侧股骨径线方向将操作者的体重向下传递至患者。

**注意事项：**

- 做准备时，通过旋转并感觉到目标节段棘突反推，来确定已处于所需的水平。

- 患者上半身可以旋转或不旋转。
- 使腰椎棘突指向天花板可以为腰椎操作提供正确的杠杆支点，意味着操作者可以更多使用体重，因此更省力。
- 操作可用手指、手掌、尺骨或前臂的伸肌／屈肌（考虑到舒适性和关节安全，我们更喜欢后者）来进行。
- 在大腿处用毛巾衬垫。
- 切记不要长时间将患者保留于运动终点。
- 帮助患者回复仰卧位。

# 伴或不伴旋转的侧卧位屈髋腰椎（L1~L5 / S1）操作技术

**患者体位：** 侧卧位。

**操作者体位：** 面向患者，弓步站于操作床的一侧。

**操作要点：**

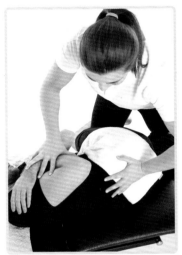

- 嘱患者取患侧卧位，身体保持笔直。

- 头部垫枕，保持中立位。

- 确认患者脊柱没有旋转和屈伸；下方的腿伸直，上方的腿屈髋成直角（如果可能的话），上足置于下方腿的膝部；双臂在胸前交叉折叠。

- 操作者面向患者站在操作床的一侧，双腿分开，在前方的腿向患者头部稍微旋转，内侧顶于操作床；在后方的腿约位于患者髋部水平，外侧在操作床沿。

- 握住患者的前臂，转动患者身体，直到触及目标节段。

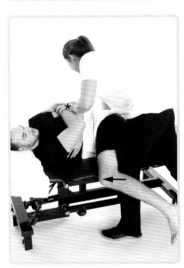

- 向操作者的方向转动患者的身体，使上方的腿从操作床上放下。

- 如果患者比操作者高，可将上方的腿置于患者腘窝处。

- 如图所示，操作者将膝部置于患者腘窝处，沿股骨径线倾斜向下。

- 操作者将手置于特定节段棘突或 PSIS，并向股骨成角，此即为施力方向。

- 嘱患者平缓呼吸。当开始呼气时，将患者上半身向远离操作者的方向旋转，将腰部旋转向自己，同时用膝部增加屈髋，直到运动终点。

- 到达运动终点后，沿患侧股骨径线方向将操作者的体重向下传递至患者。

**注意事项：**

- 做准备时，通过旋转并感觉到目标节段棘突反推，来确定已处于所需的水平。
- 屈髋的加入增加了另一运动向量，对活动过度/受限的患者有用。
- 使腰椎棘突指向天花板可以为腰椎操作提供正确的杠杆支点，意味着操作者可以更多使用体重，因此更省力。
- 操作可用手指、手掌、尺骨或前臂的伸肌/屈肌（考虑到舒适性和关节安全，我们更喜欢后者）来进行。
- 在大腿处用毛巾衬垫。
- 切记不要长时间将患者保留于运动终点。
- 帮助患者回复仰卧位。

# 坐位腰椎（L1~L5 / S1）操作

**患者体位：**坐位，双臂于胸前交叉折叠。

**操作者体位：**弓步站于患者身后一侧，握住患者双肘。

**操作要点：**

- 接触手置于目标棘突同侧。

- 嘱患者平缓呼吸。如图所示，开始呼气时，通过将患者上半身旋向自己，同时用接触手使腰椎反向旋转，直到运动终点。

- 到达运动终点时，通过上半身的旋转来实现目标节段的旋转。


**注意事项：**

- 做准备时，通过感觉到目标节段棘突旋离来确定已处于所需的水平。

- 切记不要长时间将患者保留于运动终点。

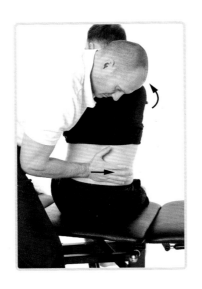 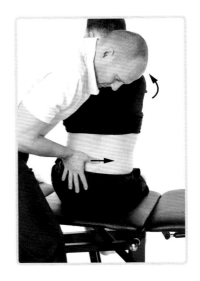

## 第九章

# 骨盆、髋和骶

对来源于身体低位部分如腰背部、髋部、盆部和臀部，尤其是骨盆和骶髂关节（SU）的疼痛，多采用手法操作技术进行治疗（Gibbons 和 Tehan，2006；Laslett，2008）。通过各种手法操作可缓解骨盆和骶髂关节的疼痛（Cohen、Chen 和 Neufeld，2013）。最近的一项研究证明了这一点，报道了手法治疗对骶髂关节功能障碍患者的疗效（Goldflies、Rosen 和 Hauser，2018）。另一项研究发现，骶髂关节的高速低幅（HVLA）操作与腰部的手法操作相结合，可产生积极的效果（Kamali 和 Shokri，2012）；除了证明操作的有效性外，还说明了不同手法联用在治疗骨盆和骶髂关节疼痛中的潜力。

手法治疗师通过手法操作减轻骨盆和骶髂关节功能障碍患者的疼痛，目的是通过一种无创且耐受良好的方法来获得最佳效果。治疗师对骨盆区域及相关关节的解剖结构和生理功能的良好理解，会对患者的预后会产生重大影响（Ernst，2007；Gibbons 和 Tehan，2006；WHO，2005）。对于患者而言，治疗师的知识和技能与实际治疗结果息息相关。

本章旨在为治疗师和相关专业人员提供有关骨盆、髋关节和骶髂关节的信息，包括解剖结构、活动范围、常见损伤、红旗表现，以及相关特殊试验等，旨在通过简明和可操作的信息，帮助读者快速掌握相关知识。

## 关节

骨盆或骨盆带由成对的髋骨、骶骨和尾骨组成，位于下脊柱和下肢之间（OpenStax，2018；Standring，2016）。每块髋骨由髂骨、坐骨和耻骨融合而成，在骶髂关节处与骶骨形成关节（Standring，2016）。骨盆骨融合后之间不

表 9.1　骨盆和骶骨的关节

| 关节 | 描述 | 功能 |
|---|---|---|
| 股骨头髋臼关节 | • 亦称"髋关节"<br>• 滑膜关节，球窝关节<br>• 由股骨头与髋骨髋臼形成关节<br>• 连接下肢骨和骨盆 | • 承重和支撑身体<br>• 保持身体平衡 |
| 骶髂关节 | • 是由骶骨和髂骨形成的动关节<br>• 连接脊柱和骨盆<br>• 通常位于 S1、S2 和 S3 水平<br>• 包含透明软骨和纤维软骨<br>• 是一个有神经支配的不太活动的关节，非常坚固和稳定 | • 发挥脊柱减震器的作用<br>• 将上半身的重量传递到骨盆和下肢<br>• 使脊柱和骨盆保持稳定<br>• 有助于在步行过程中保持身体平衡 |
| 腰骶关节 | • 多功能软骨关节，连接腰椎和骶骨<br>• 在 L5 和 S1 之间形成关节<br>• 由几个相互连接的组件组成，包括位于 2 个成关节椎体关节面之间的关节盘和 2 个关节突关节 | • 为脊柱提供坚固而稳定的基底<br>• 允许身体的躯干在几乎所有方向上的旋转和屈曲 |

引自：OpenStax（2018）；Standring（2016）；Vleeming 等 (2012)

会发生运动，作为承重和支撑身体重量的支架，为身体提供稳定性，使上半身可以靠在活动的肢体上。表 9.1 描述了骨盆区域的主要关节。

# 活动范围

　　髋关节的运动范围较大，是通过在三个相互垂直的轴上具有三个自由度的骨盆肌肉来实现的。最常见的运动包括屈曲、伸展、内 / 外旋、外展、内收和过伸（Cheatham、Hanney 和 Kolber，2017；Moreno-Pérez 等，2016)。最大运动发生在骨盆外部平台。表 9.2 描述了负重训练参与者髋关节的活动范围。

表 9.2　负重训练参与者的髋关节活动范围

| | 右臀部 | 左髋 | $P$ 值 |
|---|---|---|---|
| 屈曲 | 120.4°±14.5° | 121.3°±13.8° | 0.50 |
| 伸展 | 12.6°±5.9° | 12.6°±7.6° | 0.95 |

（续表）

| | 右臀部 | 左髋 | P 值 |
|---|---|---|---|
| 内旋 | 36.4° ±9.5° | 36.1° ±8.7° | 0.82 |
| 外旋 | 32.2° ±8.7° | 32.0° ±9.4° | 0.78 |
| 外展 | 42.6° ±11.3° | 43.2° ±12.3° | 0.64 |

引自：Cheatham 等 (2017)

与髋关节相比，SIJ 关节的活动范围有限。尽管过去认为它是不动关节，但研究表明其旋转小于 4°，平移最大为 1.6 mm（Laslett，2008）。

# 常见损伤

跌倒、机动车事故、剧烈活动、运动事故或穿通伤等，通常会导致骨盆和骶骨的严重损伤，也很常见，发病没有年龄和性别差异，非常年轻的人、老年人以及运动员多见（Larkin，2010；表 9.3）。

**表 9.3 骨盆和骶骨的常见损伤**

| 常见损伤 | 发生率 | 特征 |
|---|---|---|
| 骨盆骨折 | • 在美国，每年每 10 万人 37 例<br>• 在英国，每年每 10 万人 19 例 | • 骨盆骨折通常累及髋骨、骶骨和尾骨<br>• 通常是由如道路交通事故或跌倒之类的创伤性事件造成的<br>• 骨盆骨折的严重程度与所受暴力有关 |
| 骶髂关节功能障碍 | • 占腰背部疼痛的 13%~30% | • 通常指 SIJ 结构的位置或运动异常，伴或不伴疼痛<br>• 可由 SIJ 区域受力的机动车事故、跌倒或其他创伤引起<br>• 临床表现包括腰背部、臀部或腹股沟的疼痛和麻木，坐骨神经痛和尿道刺激症状 |
| 髋关节脱位 | • 约占外伤性关节脱位的 5% | • 通常是由沿股骨轴方向的高能量创伤引起的<br>• 后脱位最常见（＞90%），但也可能发生前脱位或中央脱位<br>• 多数情况下涉及机动车事故<br>• 可能造成股骨头或股骨颈骨折 |

引自：Foulk 和 Mullis（2010）；Johansen 等（1997）；Laslett (2008); Rashbaum 等 (2016); Russell 和 Jarett (2018);Schmidt、Sciulli 和 Altman（2005）

# 红旗表现

对于治疗师来说，检查红旗表现总是很重要的，因为这些表现提示可能需要紧急治疗（Kahn 和 Xu，2017；见表 9.4）。尽管个别红旗表现并不一定指向特定疾病，但它们的存在提示需要进行检查（Airaksinen 等，2006）。

**表 9.4　骨盆和骶骨的红旗表现**

| 疾病 | 症状和体征 |
|---|---|
| 股骨颈病理性骨折 | • 老年女性（＞70 岁）的髋部、腹股沟或大腿上部疼痛<br>• 剧烈、持续的臀部、腹股沟或大腿部疼痛，可随着运动加重<br>• 外伤史，如对大腿的钝性打击或站立位跌倒 |
| 股骨头坏死 | • 长期使用皮质类固醇的病史<br>• 创伤史<br>• 酗酒史<br>• 股骨骨骺滑脱病史<br>• 疼痛发作缓慢、持续<br>• 随着负荷的增加，腹股沟、大腿或膝部出现疼痛 |
| 恶性肿瘤 | • 恶性肿瘤病史<br>• 骨盆区域恶性肿瘤家族史<br>• 直肠疾病和消化道畸形（如直肠/肛门区域出血，黑便）<br>• 慢性、局部、进行性疼痛，与体位无关 |
| 感染 | • 发热，发冷<br>• 泌尿生殖系统或皮肤感染史<br>• 小便时有烧灼感<br>• 休息不能缓解疼痛<br>• 常规治疗 6 周无效 |
| 股骨骨骺滑脱 | • 肥胖青少年<br>• 创伤史<br>• 腹股沟疼痛，随负重而加剧<br>• 髋关节内旋和外展受限，导致受累下肢保持外旋状态 |
| Legg–Calvé–Perthes 病 | • 小男孩（5~8 岁）的腹股沟/大腿疼痛<br>• 痛苦的步态<br>• 髋关节外展、内旋或进行其他运动时疼痛加剧 |

引自：Boissonnault（2005）；Gabbe 等（2009）；Gibbons 和 Tehan（2006）；Henschke、Maher 和 Refshauge（2007）；Meyers 等（2000）；Reiman 等（2014）van den Bruel 等（2010）

# 特殊试验

表 9.5 并非详尽的特殊测试列表，而是为治疗师提供了该领域的指南。如果不确定对患者所做的解释是否合适，建议咨询合适的医学专家。

表 9.5　骨盆和 SIJ 的特殊试验

| 试验 | 步骤 | 阳性表现 | 解释 |
|---|---|---|---|
| Trendelenburg 卧位试验<br>特异性：0.76<br>灵敏度：0.72 | 患者面对检查者站立。检查者嘱患者用患侧下肢负重，缓慢抬起健侧足，同时屈曲髋、膝关节。当体重移向患侧时，检查者仔细观察 | • 非负重侧骨盆下降（如半骨盆降至抵于水平面） | 髋关节功能不全髋关节半脱位或脱位 |
| Patrick/FABER 试验<br>特异性：0.71<br>灵敏度：0.57 | 患者仰卧，一条腿伸直，测试腿置于屈曲、外展、外旋（FABER）位。检查者在测试腿膝部向下加压，同时稳定髂前上棘（ASIS） | • 腹股沟 / 同侧股前方疼痛 | 髋关节功能障碍 |
| | | • 臀部 / 对侧股后方疼痛 | SIJ 激惹 |
| Gaenslen 试验<br>特异性：0.26<br>灵敏度：0.71 | 患者仰卧或侧卧。嘱患者将双下肢屈曲至胸前，然后缓慢降低测试腿并伸展 | • SIJ 疼痛 | SIJ 功能障碍 |
| Ober 试验<br>特异性：0.98<br>灵敏度：0.13 | 患者侧卧，测试腿在上。受累膝关节屈曲 90°。检查者向后牵拉并外展患者在上方的腿，直到大腿与躯干平齐 | • 测试腿仍处于外展位，未降至操作床 | 髂胫束极度紧张 |
| Thomas 试验<br>特异性：0.92<br>灵敏度：0.89 | 患者坐在操作床沿。检查者将患者的髋、膝关节完全屈曲，使其处于仰卧姿势。在非测试腿完全屈曲的情况下，检查者引导患者仰卧，同时使髋、膝关节完全屈曲，在非受测腿伸直的情况下测试腿髋关节伸展，随后将测试腿屈曲 90° | • 直腿抬离操作床 | 髋关节屈曲挛缩 |
| 原木滚动试验<br>特异性：0.33<br>灵敏度：1.00 | 患者仰卧，双下肢伸直。检查者将完全伸展的双腿最大限度内 / 外旋 | • 同侧髋前或腹股沟疼痛 | 髋关节病变梨状肌综合征股骨骨骺滑脱 |

（续表）

| 试验 | 步骤 | 阳性表现 | 解释 |
|---|---|---|---|
| 股神经张力试验（Ely 试验）特异性：1.00 灵敏度：0.63 | 患者俯卧。将测试腿屈曲 90°，随后使髋关节完全伸展，观察同侧髋关节是否会抬离操作床 | • 同侧髋关节屈曲和骨盆旋前 | 股神经刺激 股直肌挛缩 |

引自： Douglas、Nicol 和 Robertson（2013）；Ganderton 等（2017）；Goodman 和 Snyder(2013);
Gross、Fetto 和 Rosen (2016); Hattam 和 Smeatham (2010); Kahn 和 Xu (2017); Lee 等（2015）；
Magee（2014）;Olson（2016）；Rahman 等（2013）； Reiman 等 (2013)

# 参阅文献

Airaksinen, O., Brox, J.I., Cedraschi, C., Hildebrandt, J., Klaber-Moffett, J., Kovacs, F. et al. (2006) 'European guidelines for the management of chronic nonspecific low back pain.' European Spine Journal 15, s192–s300. Available at https://doi.org/10.1007/s00586-006-1072-1

Boissonnault, W.G. (2005) Primary Care for the Physical Therapist. St Louis, MO: Elsevier Saunders. Available at https://doi.org/10.1016/B978-0-7216-9659-1.X5001-1

Cheatham, S., Hanney, W.J. and Kolber, M.J. (2017) 'Hip range of motion in recreational weight training participants: A descriptive report.' International Journal of Sports Physical Therapy 12,764–773. Available at https://doi.org/10.16603/ijspt20170764

Cohen, S.P., Chen, Y. and Neufeld, N.J. (2013) 'Sacroiliac joint pain: A comprehensive review of epidemiology, diagnosis and treatment.' Expert Review of Neurotherapeutics 13, 99–116. Available at https://doi.org/10.1586/ern.12.148

Douglas, G., Nicol, F. and Robertson, C. (eds) (2013) Macleod's Clinical Examination. 13th edn. London: Churchill Livingstone Elsevier.

Ernst, E. (2007) 'Adverse effects of spinal manipulation: A systematic review.' Journal of the Royal Society of Medicine 100, 330–338. Available at https://doi.org/10.1258/jrsm.100.7.330

Foulk, D.M. and Mullis, B.H. (2010) 'Hip dislocation: Evaluation and management.' Journal of the American Academy of Orthopaedic Surgeons 18, 199–209. Available at https://doi. org/10.5435/00124635-201004000-00003

Gabbe, B.J., Bailey, M., Cook, J.L., Makdissi, M. et al. (2009) 'The association between hip and groin injuries in the elite junior football years and injuries sustained during elite senior competition.' British Journal of Sports Medicine 44(1), 799–802.

Ganderton, C., Semciw, A., Cook, J. and Pizzari, T. (2017) 'Demystifying the clinical diagnosis of greater trochanteric pain syndrome in women.' Journal of Women's Health 26, 633–643. Available at https://doi.org/10.1089/jwh.2016.5889

Gibbons, P. and Tehan, P. (2006) Manipulation of the Spine, Thorax and Pelvis: An Osteopathic Perspective. 2nd edn. Philadelphia, PA: Churchill Livingstone/Elsevier.

Goldflies, M., Rosen, M. and Hauser, B. (2018) 'Benefits of mechanical manipulation of the sacroiliac joint: A transient synovitis case study.' Journal of Orthopaedic Research 2. Available at https://doi.org/10.31031/

OPROJ.2018.02.000542

Goodman, C.C. and Snyder, T.E.K. (2013) Differential Diagnosis for Physical Therapists: Screening for Referral. 5th edn. St Louis, MO: Elsevier Saunders.

Gross, J.M., Fetto, J. and Rosen, E. (2016) Musculoskeletal Examination. 4th edn. Chichester: John Wiley & Sons Ltd.

Hattam, P. and Smeatham, A. (2010) Special Tests in Musculoskeletal Examination: An Evidencebased Guide for Clinicians. Philadelphia, PA: Churchill Livingstone Elsevier.

Henschke, N., Maher, C.G. and Refshauge, K.M. (2007) 'Screening for malignancy in low back pain patients: A systematic review.' European Spine Journal 16(10), 1673–1679.

Johansen, A., Evans, R.J., Stone, M.D., Richmond, P.W., Lo, S.V. and Woodhouse, K.W. (1997) 'Fracture incidence in England and Wales: A study based on the population of Cardiff.' Injury 28, 655–660. Available at https://doi.org/10.1016/S0020-1383(97)00144-7

Kahn, S.B. and Xu, R.Y. (2017) Musculoskeletal Sports and Spine Disorders: A Comprehensive Guide. Cham, Switzerland: Springer. Available at https://doi.org/10.1007/978-3-319-50512-1

Kamali, F. and Shokri, E. (2012) 'The effect of two manipulative therapy techniques and their outcome in patients with sacroiliac joint syndrome.' Journal of Bodywork and Movement Therapies 16, 29–35. Available at https://doi.org/10.1016/j.jbmt.2011.02.002

Larkin, B. (2010) 'Epidemiology of Hip and Pelvis Injury.' In P.H. Seidenberg and J.D. Bowen (eds) The Hip and Pelvis in Sports Medicine and Primary Care. New York: Springer.

Laslett, M. (2008) 'Evidence-based diagnosis and treatment of the painful sacroiliac joint.' The Journal of Manual & Manipulative Therapy 16, 142–152. Available at https://doi.org/10.1179/jmt.2008.16.3.142

Lee, S.Y., Sung, K.H., Chung, C.Y., Lee, K.M., Kwon, S.S., Kim, T.G. et al. (2015) 'Reliability and validity of the Duncan-Ely test for assessing rectus femoris spasticity in patients with cerebral palsy.' Developmental Medicine & Child Neurology 57, 963–968. Available at https://doi. org/10.1111/dmcn.12761

Magee, D.J. (2014) Orthopedic Physical Assessment. 6th edn. St Louis, MO: Saunders. Meyers, W.C., Foley, D.P., Garrett, W.E., Lohnes, J.H. and Mandlebaum, B.R. (2000) 'Management of severe lower abdominal or inguinal pain in high-performance athletes.' American Journal of Sports Medicine 28(1), 2–8.

Moreno-Pérez, V., Ayala, F., Fernandez-Fernandez, J. and Vera-Garcia, F.J. (2016) 'Descriptiveprofile of hip range of motion in elite tennis players.' Physical Therapy in Sport 19, 43–48. Available at https://doi. org/10.1016/j.ptsp.2015.10.005

Olson, K.A. (2016) Manual Physical Therapy of the Spine. 2nd edn. St Louis, MO: Elsevier. OpenStax (2018) Anatomy and Physiology. OpenStax College. Available at https://openstax.org/ details/books/anatomy-and-physiology

Rahman, L.A., Adie, S., Naylor, J.M., Mittal, R., So, S. and Harris, I.A. (2013) 'A systematic review of the diagnostic performance of orthopedic physical examination tests of the hip.' BMC Musculoskeletal Disorders 14, 257. Available at https://doi.org/10.1186/1471-2474-14-257

Rashbaum, R.F., Ohnmeiss, D.D., Lindley, E.M., Kitchel, S.H. and Patel, V.V. (2016) 'Sacroiliac joint pain and its treatment.' Journal of Spinal Disorders & Techniques 29, 42–48. Available at https://doi.org/10.1097/BSD.0000000000000359

Reiman, M.P., Goode, A.P., Hegedus, E.J., Cook, C.E. and Wright, A.A. (2013) 'Diagnostic accuracy of clinical tests of the hip: A systematic review with meta-analysis.' British Journal of Sports Medicine 47, 893–902. Available at https://doi.org/10.1136/bjsports-2012-091035

Russell, G.V. and Jarett, C.A. (2018) 'Pelvic fractures: Background.' Medscape. Available at https://emedicine.medscape.com/article/1247913-overview

Schmidt, G.L., Sciulli, R. and Altman, G.T. (2005) 'Knee injury in patients experiencing a highenergy traumatic ipsilateral hip dislocation.' The Journal of Bone and Joint Surgery – Series A 87, 1200–1204. Available at https://doi.org/10.2106/JBJS.D.02306

Standring, S. (ed.) (2016) Gray's Anatomy: The Anatomical Basis of Clinical Practice. 41st edn. New York: Elsevier.

van den Bruel, A., Haj-Hassan, T., Thompson, M., Buntinx, F., Mant, D. and European Research Network on Recognising Serious Infection investigators (2010) 'Diagnostic value of clinical features at presentation to identify serious infection in children in developed countries: A systematic review.' The Lancet 375(9717), 834–845.

Vleeming, A., Schuenke, M.D., Masi, A.T., Carreiro, J.E., Danneels, L. and Willard, F.H. (2012) 'The sacroiliac joint: An overview of its anatomy, function and potential clinical implications.' Journal of Anatomy 221(6), 537–567. Available at https://doi.org/10.1111/j.1469-7580.2012.01564.x

WHO (World Health Organization) (2005) WHO Guidelines on Basic Training and Safety in Chiropractic. Geneva: WHO.

# 髋关节操作技术

## 仰卧位股骨近端操作

**患者体位：**仰卧位，头下垫枕。

**操作者体位：**弓步站于患侧操作床边。

**操作要点：**

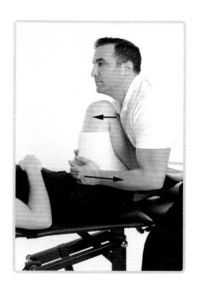

- 将患者的髋关节屈曲至90°，膝关节完全屈曲。
- 如图所示，在大腿上部放置一条毛巾。
- 双手交叉置于大腿前部，尺侧界位于关节水平。
- 嘱患者平缓呼吸。
- 当患者呼气时，牵引膝部增加髋部屈曲，到达运动终点。
- 到达运动终点后，通过将手拉向自己进行操作。

**注意事项：**

- 如果患者无法屈膝，可将患侧下肢置于操作者肩上，同时屈膝90°或患者可耐受的任何角度。
- 操作者可在身体中线处放一条毛巾衬垫，以提高舒适度。
- 如图所示，如果无法环绕患者大腿，可使用毛巾并抓住两端。
- 也可以使髋关节内旋或外旋并以相同的方式执行该技术。
- 切记不要将患者长时间保留于运动终点。

# 仰卧位股骨近端外旋操作

**患者体位：** 仰卧位，头下垫枕。

**操作者体位：** 弓步站于患侧操作床边。

**操作要点：**

- 使患侧髋关节屈曲约 90° 或尽可能地屈曲。
- 如图所示，操作者左手从患侧股骨远端内侧进入，在胫骨近端外侧穿出；右手置于股骨近端外侧面。
- 使患侧髋关节外旋，直到运动终点。
- 嘱患者平缓呼吸。
- 当患者呼气时，使患侧髋关节外旋达到运动终点。
- 如图所示，达到运动终点后，通过倾斜下压股骨近端来进行操作。

**注意事项：**

- 可在患者的内收肌处垫一条毛巾以扩大接触面。
- 也可在内旋状态下进行操作，注意调整操作方向。
- 切记不要将患者长时间保留于运动终点。

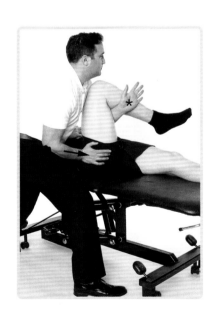

# 俯卧位股骨近端操作

**患者体位：**俯卧位。

**操作者体位：**弓步站于患侧操作床边。

**操作要点：**

- 如图所示，操作者将手放在患肢膝关节下方，并使其屈膝 90°。
- 右手的鱼际置于股骨头后方。
- 嘱患者平缓呼吸。
- 当患者呼气时，用置于膝部的手上抬使髋关节伸展，同时下压股骨头，达到运动终点。
- 达到运动终点后，通过下压股骨头进行操作。

**注意事项：**

- 可在患者股骨近端和膝部各垫一条毛巾。
- 可在髋关节内旋或外旋状态下进行操作。
- 切记不要将患者长时间留于运动终点。

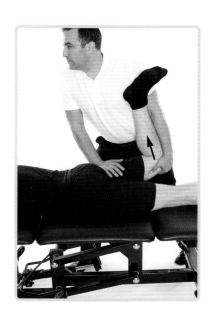

# 俯卧位近端股骨头操作

**患者体位：**俯卧位。

**操作者体位：**弓步站于患侧操作床边。

**操作要点：**

- 如图所示，将患侧膝部置于操作者大腿上，使髋关节外旋。
- 如图所示，将一只手鱼际置于股骨头后外侧，另一只手固定操作者大腿上的患者膝部。
- 嘱患者平缓呼吸。
- 当患者呼气时，一只手在近端股骨头处倾斜向下加压，另一只手扳住患膝向上提，使患膝外展，到达运动终点。
- 如图所示，到达运动终点后，通过倾斜向下压迫近端股骨头进行操作。

**注意事项：**

- 在患者舒适的位置上使髋关节外旋。
- 可在患者的股骨近端和大腿上垫一条毛巾，以增加舒适感。
- 切记不要将患者长时间留于运动终点。

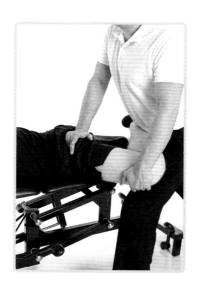
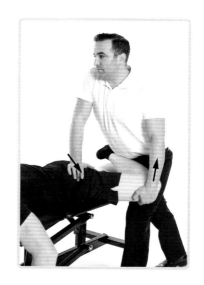

# 侧卧位股骨头近端操作

**患者体位：**侧卧位。

**操作者体位：**弓步站于患侧操作床边。

**操作要点：**

- 患者侧卧，双膝之间垫毛巾，膝关节屈曲 90°。
- 将一只手的鱼际置于患侧大转子。
- 嘱患者平缓呼吸。
- 当患者呼气时，沿股骨径线方向下压，到达运动终点。

**注意事项：**

- 切记不要将患者长时间保留于运动终点。

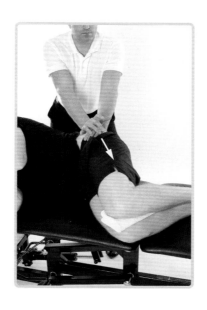

# 侧卧位股骨头近端外旋操作

**患者体位：** 侧卧位。

**操作者体位：** 弓步站于患侧操作床边。

**操作要点：**

- 患者侧卧，双膝之间垫毛巾，膝关节屈曲 90°。
- 如图所示，将一只手的鱼际置于患侧股骨近端外侧，另一只手置于膝部内侧。
- 如图所示，通过在膝部内侧的手使下肢外旋和外展。
- 同时，在股骨近端的另一只手倾斜向下加压。
- 嘱患者平缓呼吸。
- 当患者呼气时，沿股骨径线方向下压，同时使髋关节外展和外旋。
- 如图所示，到达运动终点时，通过置于股骨近端的手倾斜下压来完成操作。

**注意事项：**

- 操作要从容。
- 确保操作台高度正确。
- 切记不要将患者长时间保留于运动终点。

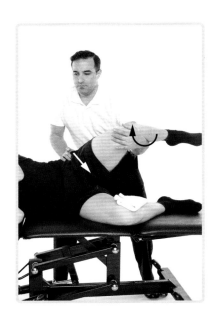

# 仰卧位股骨近端加压内旋操作

**患者体位：**仰卧位，头下垫枕。

**操作者体位：**弓步站于患侧操作床边。

**操作要点：**

● 患髋屈曲约 90° 或尽可能地屈曲。

● 如图所示，操作者右手置于患者膝部，用体重向下加压；左手握住患者跟骨。

● 对患侧髋关节加压并内旋，达到运动终点。

● 嘱患者平缓呼吸。

● 当患者呼气时，对受累髋关节加压并使其内旋，到达运动终点。

● 到达运动终点后，通过用左手旋转髋关节，同时保持跟骨在旋转方向上。


**注意事项：**

● 可在膝上垫一条毛巾，以避免直接对髌骨加压。

● 左手控制足于中立位以保持髋关节位置。

● 也可在外旋状态下进行操作，方向切换如图所示。

● 切记不要将患者长时间保留于运动终点。

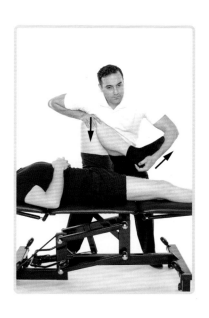

# 伸髋仰卧位单侧耻骨操作

**患者体位：** 仰卧位，头下垫枕。

**操作者体位：** 弓步站于患侧操作床边。

**操作要点：**

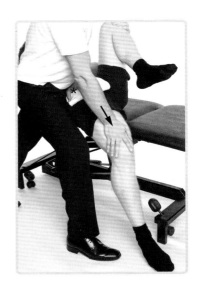

- 患者患侧髋关节保持屈曲以进行支撑。

- 将患侧肢体从操作床移开，髋关节伸展。

- 如图所示，操作者将左手放在患侧耻骨侧面，用毛巾遮挡并保持舒适；右手固定膝部，防止髋关节内/外旋。

- 嘱患者平缓呼吸。

- 当患者呼气时，用体重通过置于膝部的手来加压，同时限制耻骨，达到运动终点。

- 如图所示，到运动终点后，用体重通过右手加压进行操作。

**注意事项：**

- 患者应尽可能地靠近操作者。

- 如果患者无法够到膝部，可以再腘绳肌上缠一条毛巾，通过毛巾使髋关节屈曲。

- 避免对耻骨施加太大的压力。

- 切记不要将患者长时间保留于运动终点。

# 第十章

# 膝、踝和足

　　手法治疗可作为下肢常规治疗的一种辅助治疗手段。随着工作相关的肌骨损伤越来越常见，手法操作技术在治疗多种下肢功能障碍方面获得了成功（Hoskins 等，2006）。对于某些膝部疾病患者，无创性手法治疗已被证明是非常理想的治疗措施。有关手法操作对膝关节的影响的研究表明，手法可有效减轻骨关节炎患者的疼痛，并且几乎不会造成不适（James 等，2018；Pollard，2000）。正如最近的文献所强调的那样，采用手法操作技术治疗膝部疾病的收益还包括更大的活动性和降低僵硬程度等（James 等，2018； Salamh 等，2017）。

　　踝部损伤是很常见，无创治疗选择对患者的吸引力很大（López−Rodríguez 等，2007）。若干研究报道了采用手法操作治疗各种踝关节病损的潜在收益。Loudon、Reiman 和 Sylvain（2014）在探讨手法治疗踝部损伤的研究中指出，"手法治疗有益于恢复或改善背屈、距骨后滑动、步速、步长以及足的力量分布"。Brandolini 等（2019）证明了一种特殊的踝部手法治疗技术对改善踝关节运动范围、减轻症状和防止反复损伤等效果良好。对于遭受危及职业的踝部损伤的运动员来说，这些收益可能会改变他们的生活。

　　联合应用针对膝关节与踝关节的手法治疗技术，可能为有踝关节病损者带来更多收益。尽管通常认为踝部肌骨手法操作技术的收益可能仅限于足部，但有研究表明整个下肢可能会从中受益，足踝部手法操作已被证明在治疗与妊娠相关的骨盆带疼痛方面具有应用潜力（Melkersson 等，2017）。这些实例还为今后的研究指明了方向，并展示了光明的前景。

　　本章将为采用手法操作技术治疗下肢病损提供有用的资源，重点在膝、踝和足，概述了下肢这些区域的关节及其运动范围、常见损伤、红旗表现和相关特殊实验。

# 关节

膝关节是由股骨和胫骨形成的双室滑膜关节，还包括髌骨，也是人体最大的关节（表 10.1）。胫骨和腓骨在近端和远端分别形成关节。除腓骨外，组成膝关节的所有骨均参与运动（Standring，2016）。

踝关节是位于膝关节远端的滑膜关节，由胫骨远端和腓骨"握住"距骨形成关节。足分为前足、中足和后足，形成多个关节。这些关节会产生各种复杂的运动，使足发挥相应的功能，如为站立提供平台、行走和减震等（Magee 等，2016）。

表 10.1　膝、踝和足的关节

| 关节 | 描述 | 功能 |
| --- | --- | --- |
| 膝关节 | • 双室滑膜（改良铰链）关节<br>• 形成由股骨、胫骨和髌骨组成的复杂铰链<br>• 包括多个关节：胫股关节，髌股关节，上胫腓关节<br>• 由单个关节囊包裹整个关节复合体 | • 允许小腿屈伸<br>• 支撑身体重量<br>• 在垂直和水平方向上传递体重<br>• 上胫腓关节允许微动<br>• 屈曲状态下小腿可小幅内/外旋 |
| 胫股关节 | • 滑膜（改良铰链）关节<br>• 由股骨内、外侧髁与胫骨嵴形成关节<br>• 有内、外侧楔形半月板加强 | • 辅助膝关节承重<br>• 允许小腿屈伸<br>• 允许小腿内/外旋 |
| 髌股关节 | • 平面动关节<br>• 由股骨远端前面和髌骨形成关节<br>• 涉及股骨远端滑车表面和髌骨内侧面 | • 为膝关节提供稳定性和力量<br>• 将股四头肌产生的张力传递到髌腱<br>• 延长伸肌结构的杠杆臂<br>• 站立时允许膝关节伸直<br>• 辅助进行日常生活活动（如步行、骑车、上下楼梯、慢跑和下蹲）等 |
| 胫腓近端关节 | • 腓骨头内侧关节面与胫骨后外侧髁的小关节面之间形成的动关节<br>• 有关节囊包裹，在前、后方由胫腓上韧带和肌腱加强，在伸膝时保持内在稳定 | • 允许小腿扭转<br>• 分散施加于踝部的扭转应力<br>• 在足和上方身体间传递负荷<br>• 防止胫骨侧屈 |

（续表）

| 关节 | 描述 | 功能 |
|---|---|---|
| 胫腓远端关节 | • 联合关节<br>• 由腓骨远端内侧面与胫骨远端外侧面形成关节<br>• 有坚固的骨间韧带支撑 | • 下节段有助于稳定胫腓联合<br>• 踝背屈时，允许外踝微动使外踝外旋<br>• 有助于维持踝关节的完整 |
| 踝关节或距小腿关节 | • 胫腓骨远端与距骨滑车之间的铰链<br>• 由强力韧带增强，提高踝部的稳定性<br>• 周围有腱周组织包绕<br>• 通过距骨的形状及其与胫、腓骨的紧密连接保持于中立位 | • 便于旋转<br>• 允许通过距骨轴进行背屈和跖屈 |
| 距下或距跟关节 | • 由距骨和跟骨形成关节<br>• 包括距骨和跟骨之间的三个关节：前，中和后 | • 允许足内旋和外旋 |
| 距跟舟关节 | • 由距骨、跟骨和舟骨形成关节<br>• 包括两个关节：距跟关节和距舟关节 | • 允许足旋前和旋后 |
| 跟骰关节 | • 由跟骨和骰骨形成关节<br>• 由足底分叉的长韧带和跟骰韧带加强 | • 允许跟骨和骰骨之间的微动 |
| 跗跖关节或Lisfranc关节 | • 微动关节<br>• 由第二列跗骨和跖骨基底部形成关节<br>• 由坚固的骨间背侧韧带和足底韧带稳定 | • 允许足部轻微滑动 |
| 跖间关节 | • 强大的滑膜关节<br>• 由第2至第5跖骨基底部形成关节<br>• 由骨间背侧韧带和足底韧带强化 | • 允许足部轻微滑动 |
| 跖趾关节 | • 由跖骨头与近节指骨基底部形成椭圆关节<br>• 由侧副韧带、跖深横韧带和足底韧带加强 | • 允许趾进行多种动作，包括屈曲、伸展、外展、内收和环转 |
| 趾间关节 | • 屈戌关节<br>• 趾骨之间形成关节<br>• 分为两组关节：近端趾间关节和远端趾间关节 | • 允许内侧和远端趾骨进行有限屈伸 |

引自：Giangarra 和 Manske（2017）； Magee 等（2016）；Norkin 和 White（2009）；Standring（2016）

# 活动范围

## 膝关节

膝关节包括 3 条主要韧带，即髌韧带、侧副韧带和交叉韧带，为膝关节提供了力量和稳定性，以执行如支撑身体以及在垂直和水平面方向上传递体重的功能（Standring，2016）。关节运动包括上胫腓关节的伸展、屈曲，轻微外旋和内旋，以及轻微的滑动（表 10.2，表 10.3）。这些运动使膝关节有可能进行日常活动，如步行、骑车、上下楼梯、站立、坐下、慢跑和下蹲等。膝的活动范围通常通过手动测量或在 X 线影像上进行测量来确定（Peters 等，2011）。

**表 10.2　膝的活动范围**

| 运动类型 | 活动范围 |
| --- | --- |
| 屈曲 | 138° ~158° |
| 伸展 | 5° ~10° |
| 外旋（屈膝 90°） | 30° ~40° |
| 内旋（屈膝 90°） | 10° |

引自：Peters 等（2011）；Soucie 等（2011）

**表 10.3　不同年龄段的膝关节活动范围均值**

| 年龄 | 运动 | 运动范围均值 | |
| --- | --- | --- | --- |
| | | 女性 | 男性 |
| 2~8 岁 | 屈曲 | 147.8° | 152.6° |
| | 伸展 | 1.6° | 5.4° |
| 9~19 岁 | 屈曲 | 142.2° | 142.3° |
| | 伸展 | 1.8° | 2.4° |
| 20~44 岁 | 屈曲 | 137.7° | 141.9° |
| | 伸展 | 1.0° | 1.6° |
| 45~69 岁 | 屈曲 | 132.9° | 137.8° |
| | 伸展 | 0.5° | 1.2° |

引自：Soucie 等（2011）

# 踝关节

踝关节是胫、腓骨远端与距骨滑车之间的铰链关节，允许距骨旋转、背屈和跖屈（Young 等，2013）。踝关节的活动范围见表 10.4。

表 10.4　踝的活动范围

| 运动类型 | 活动范围 |
|---|---|
| 正常背屈 | 0°～50° |
| 正常跖屈 | 0°～20° |
| 伸膝背屈 | 14°～48° |
| 屈膝背屈 | 16°～60° |

引自：Brockett 和 Chapman（2016）

# 足

足分为前足、中足和后足，功能是支撑身体，提供平衡，吸收震动并传递地面反作用力。足部有多个关节，包括距小腿关节、距下关节、跗中关节、跖跗关节、跖趾关节和趾间关节等。不同的关节允许进行不同类型的运动（表10.5）：距小腿关节允许矢状面背屈和跖屈；距下关节允许旋前和旋后；跗中关节允许内、外翻和屈伸；跖趾关节允许矢状面和水平面的运动，包括屈曲、伸展、内收和外展；趾间关节允许矢状面运动，包括单纯屈伸（Brockett 和 Chapman，2016）。

表 10.5　足部关节的活动范围

| 关节 | 活动类型 | 运动范围 |
|---|---|---|
| 距下关节 | 内翻 | 0°～50° |
| | 外翻 | 0°～26° |
| 跖趾关节 | 屈曲（踇趾） | 0°～45° |
| | 伸展（踇趾） | 0°～80° |
| | 屈曲（踇趾） | 0°～40° |
| | 伸展（踇趾） | 0°～70° |

（续表）

| 关节 | 活动类型 | 活动范围 |
|---|---|---|
| 趾间关节 | 屈曲（踇趾） | 0°~90° |
| | 屈曲（踇趾） | 0°~30° |
| | 伸展 | 0°~80° |

引自：Blackwood 等（2005）；Norkin 和 White（2009）；Oatis（1988）

# 常见损伤

　　在所有人群中，膝、踝和足部损伤都是最常见的，通常由运动事故、高空坠落、交通事故或暴力活动等引起。例如，由于在体育活动中经常过度使用下肢，运动员经常会出现膝、踝和足的损伤，可能会导致短期或长期的残疾。膝、踝和足的常见损伤见表 10.6。

表 10.6　膝、踝和足的常见损伤

| 常见损伤 | 发生率 | 特征 |
|---|---|---|
| 前交叉韧带损伤 | • 在美国，每年每 10 万人 68.6 例<br>• 在英国，每年每 10 万人 8.06 例 | • 膝关节频繁受伤<br>• 前交叉韧带撕裂，通常会有"啪"的声音，并出现膝关节不稳<br>• 从事橄榄球、足球、网球、速降滑雪、排球和篮球等对抗性运动的运动员的发病率较高，因为从事此类运动时膝关节承受的压力较大<br>• 与下肢方向突然改变或跑动中突然停止相关<br>• 在跳跃高负载着地的情况下也可能发生<br>• 半数伴有其他膝关节结构（如半月板、关节软骨、其他韧带等）的损伤 |
| 内侧副韧带损伤 | • 在美国，每年每 10 万人 24 例<br>• 在英国，每年每 10 万人 5.21 例 | • 是另一种高发膝关节损伤<br>• 防止膝关节向内侧屈曲的内侧副韧带撕裂<br>• 从事对抗性运动（如橄榄球、足球、摔跤、柔道、曲棍球）的运动员常见<br>• 常由膝关节外侧受到重击或直接打击引起<br>• 通常在跑步时突然改变方向而且下肢屈曲或扭曲时发生<br>• 可能听见爆裂声，并伴有膝关节周围的疼痛、肿胀和压痛 |

（续表）

| 常见损伤 | 发生率 | 特征 |
|---|---|---|
| 半月板撕裂 | • 在美国，每年每 10 万人 61 例<br>• 在英国，每年每 10 万人 23.76 例 | • 半月板撕裂非常常见<br>• 起缓冲作用的纤维软骨半月板破裂<br>• 发生率最高的是从事对抗性运动的运动员<br>• 通常由膝关节强烈、快速的扭曲或过度屈曲引起<br>• 特点是膝部剧烈疼痛、发炎和压痛<br>• 可能会听见爆裂声 |
| 髌腱病（跳跃者膝） | • 在美国，每年每 1 万相关运动员 0.88 例<br>• 在英国精英运动员种，每 1 000 小时 0.12 例 | • 与髌腱过用相关的痛性损伤<br>• 疼痛与活动有关，通常位于髌腱近端<br>• 在跳跃运动员中最常见<br>• 短期过用可能会导致反应性肌腱改变，随后可因负荷调整而恢复正常；高负荷可能会导致慢性损伤 |
| 踝关节扭伤 | • 在美国，每年每 10 万人 215 例<br>• 在英国，每年每 10 万人 52.7~60.9 例 | • 是最常见的踝部损伤<br>• 踝关节韧带过度伸展，在某些情况下可能会撕裂<br>• 从事跑、跳相关运动的运动员的风险最高<br>• 损伤可以在短期内完全康复，也可能导致长期残疾 |
| 足底筋膜炎 | • 在美国，每年每每 1 000 人 10.5 例 | • 是一种退行性疾病，可导致足跟和足底刺痛<br>• 据估计，约 10% 的人在一生中会受影响，主要是中年人<br>• 下肢不等长、神经卡压、肌肉紧张、过度内旋、训练过度和鞋不适等，是公认的危险因素 |
| 腓骨肌腱炎 | • 约 35% 的病例无症状 | • 由踝关节过用引起，表现为外侧疼痛<br>• 腓骨肌腱发炎<br>• 多见于从事踝关节反复活动、涉及过度外翻和内旋运动的运动员 |

引自：Bliss (2017)；Bollen (2000)；Bridgman (2003)；Clayton 和 Court-Brown (2008)；Davda 等 (2017)；De Vries 等 (2017)；Gans 等 (2018)；Khan 等 (2018)；Pedowitz、O'Connor 和 Akeson (2003)；Raj 和 Bubnis（2018）；Reinking (2016)；Sanders 等 (2016)；Santana 和 Sherman (2018)；Scher 等（2009）；Swenson 等（2013）；Waterman 等 (2010)

# 红旗表现

熟悉提示存在下肢严重病变的红旗表现是一个好习惯（WHO，2005）。红旗表现有助于尽早发现潜在的严重病变并做出合理的临床判断，避免造成严重伤害。如发现表 10.7 列出的红旗表现，必要时应当迅速转诊患者。

表 10.7　膝、踝和足的红旗表现

| 病变 | 症状和体征 |
|---|---|
| 膝关节骨折 | • 近期膝部外伤史<br>• 局部肿胀，并有积液和瘀斑<br>• 关节处严重压痛<br>• 屈曲受限，小于 90°<br>• 不能负重走 4 步以上 |
| 筋膜室综合征 | • 钝性损伤史<br>• 累积性损伤<br>• 过用<br>• 强烈、持续的疼痛和胫前筋膜室高张<br>• 脉搏减少<br>• 感觉异常<br>• 趾背屈疼痛<br>• 与受累肌肉伸展有关的剧烈疼痛 |
| 伸肌机制破坏 | • 股四头肌或髌腱断裂<br>• 髌骨上移 |
| 骨折 | • 可由机动车事故、踝钝性创伤或跌倒造成<br>• 患肢发炎并有疼痛<br>• 持续性滑膜炎<br>• 受累组织酸痛、痛觉过敏<br>• 不能负重走 4 步以上 |
| 深静脉血栓形成（DVT） | • 近期手术、活动受限、妊娠或恶性肿瘤病史<br>• 小腿发热、红斑和水肿<br>• 发热和不适<br>• Hoffman 征阳性<br>• 肢体运动（如行走或站立）会使疼痛加剧，休息时疼痛会减轻 |

（续表）

| 病变 | 症状和体征 |
|---|---|
| 化脓性关节炎 | • 发热，发冷，持续疼痛<br>• 细菌感染史<br>• 近期有创医疗干预措施（如手术或注射）治疗史<br>• 开放性伤口<br>• 关节发炎，无外伤史<br>• 全身不适或食欲不振<br>• 免疫力低下 |
| 恶性肿瘤 | • 慢性疼痛，无外伤史<br>• 恶性肿瘤病史<br>• 不明原因的体重减轻<br>• 有或没有发热和虚弱的全身不适<br>• 肿胀或原因不明的肿瘤和畸形的存在 |

引自：Boissonnault（2005）；Magee（2014）；Steprenson（2013）；Wise（2015）

# 特殊试验

表 10.8 并非详尽的特殊试验列表，但可以为治疗师提供该领域的指南。如果不确定对患者所做的解释是否合适，建议咨询合适的医学专家。

表 10.8　膝、踝和足的特殊试验

| 试验 | 步骤 | 阳性表现 | 解释 |
|---|---|---|---|
| Lachman / Trillat / Ritchie 试验<br>特异性：0.91<br>灵敏度：0.86 | 这是一种单平面试验。患者仰卧，足部稳定于操作者大腿和操作床之间。操作者用在外侧的手稳定股骨，轻柔施力将胫骨向前拉，目的是产生前移 | • 胫骨在股骨上过度前移位，伴运动终点柔软或无<br>• 髌下腱正常斜度减小 | 前交叉韧带损伤，也可能表明后斜韧带或弓形腘肌腱复合体损伤 |
| 后抽屉试验<br>特异性：0.99<br>灵敏度：0.90 | 患者仰卧，髋、膝关节分别屈曲45° 和 90°，胫骨处于旋转中立位。操作者固定患足，后推胫骨 | • 胫骨相对股骨后移 | 后交叉韧带松弛 |
| 外展 / 外翻压力试验<br>特异性：未报道<br>灵敏度：0.91 | 这是一种单平面内侧不稳定性评估试验。操作者将踝关节固定于外旋位，内推患膝（外翻应力）。膝关节通常完全伸展或屈曲30°。也可以将测试腿放在操作床上，以帮助患者放松 | • 外翻应力造成内侧副韧带松弛 | 后交叉韧带和内侧交叉韧带损伤 |

（续表）

| 试验 | 步骤 | 阳性表现 | 解释 |
|---|---|---|---|
| McMurray 试验<br>特异性：0.93<br>灵敏度：0.59 | 患者仰卧，膝关节完全屈曲。操作者在伸膝的同时使胫骨内旋，在内旋的同时反复施加不同的屈曲力量，然后伸展胫骨，以测试半月板的整个后部（后角到中段） | • 伴疼痛的咔哒声 | 存在游离的半月板碎片 |
| 距骨倾斜试验<br>特异性：0.74<br>灵敏度：0.52 | 患者仰卧或侧卧，足部放松。首先对正常侧进行试验以随后进行对比。操作者将足固定于 90°，使距骨内翻和外翻 | • 与健侧相比，距骨倾斜度和关节松弛度增加 | 跟腓韧带撕裂 |
| Thompson/<br>Simmonds' 试验<br>特异性：0.93<br>灵敏度：0.96 | 患者俯卧或跪在椅子上，双足悬在边缘外。嘱患者放松后挤压小腿肌肉 | • 挤压小腿肌肉时缺少跖屈 | 跟腱断裂 |
| 前抽屉试验<br>特异性：0.38<br>灵敏度：0.74 | 患者俯卧，踝关节处于中立位，足跖屈 20°。前推距骨，也可以通过后推胫骨来完成 | • 与健侧相比，前移增加 | 距小腿关节松弛 |
| Kleiger 试验（外旋应力试验）<br>特异性：0.85<br>灵敏度：0.20 | 患者取坐位，膝关节屈曲 90°。操作者用一只手固定腿部并外旋患足和踝部 | • 远端胫腓联合外侧明显疼痛 | 胫腓联合损伤<br>三角肌韧带损伤 |

引自：Boissonnault（2005）；Croy 等（2013）；deCésar、Ávila 和 de Abreu（2011）；、Douglas、Nicol 和 Robertson（2013）；Hattam 和 Smeatham（2010）；Magee（2014）；Malanga 等（2003）；Manske 和 Prohaska（2008）；Ostrowski（2006）；Schwieterman 等（2013）；Slaughter 等（2014）；Wise（2015）

# 参阅文献

Blackwood, C.B., Yuen, T.J., Sangeorzan, B.J. and Ledoux, W.R. (2005) 'The midtarsal joint locking mechanism.' Foot & Ankle International 26, 1074–1080. Available at https://doi. org/ 10.1177/107110070502601213

Bliss, J.P. (2017) 'Anterior cruciate ligament injury, reconstruction, and the optimization of outcome.' The Indian Journal of Orthopaedics 51, 606–613. Available at https://doi.org/10.4103/ortho.IJOrtho_237_17

Boissonnault, W.G. (2005) Primary Care for the Physical Therapist. St Louis, MO: Elsevier Saunders. Available at https://doi.org/10.1016/B978-0-7216-9659-1.X5001-1

Bollen, S. (2000) 'Epidemiology of knee injuries: Diagnosis and triage.' British Journal of Sports Medicine 34, 227–228.

Brandolini, S., Lugaresi, G., Santagata, A., Ermolao, A., Zaccaria, M., Marchand, A.M. et al. (2019) 'Sport injury prevention in individuals with chronic ankle instability: Fascial Manipulation® versus control group: A randomized controlled trial.' Journal of Bodywork and Movement Therapies 23(2), 316–323. Available at https://doi.org/10.1016/J.JBMT.2019.01.001

Bridgman, S.A. (2003) 'Population-based epidemiology of ankle sprains attending accident and emergency units in the West Midlands of England, and a survey of UK practice for severe ankle sprains.' Emergency Medicine Journal 20, 508–510. Available at https://doi.org/10.1136/emj.20.6.508

Brockett, C.L. and Chapman, G.J. (2016) 'Biomechanics of the ankle.' Journal of Orthopaedic Trauma 30, 232–238. Available at https://doi.org/10.1016/j.mporth.2016.04.015

Clayton, R.A.E. and Court-Brown, C.M. (2008) 'The epidemiology of musculoskeletal tendinous and ligamentous injuries.' Injury 39, 1338–1344. Available at https://doi.org/10.1016/j.injury.2008.06.021

Croy, T., Koppenhaver, S., Saliba, S. and Hertel, J. (2013) 'Anterior talocrural joint laxity: Diagnostic accuracy of the anterior drawer test of the ankle.' Journal of Orthopaedic & Sports Physical Therapy 43, 911–919. Available at https://doi.org/10.2519/jospt.2013.4679

Davda, K., Malhotra, K., O'Donnell, P., Singh, D. and Cullen, N. (2017) 'Peroneal tendon disorders.' EFORT Open Reviews 2, 281–292. Available at https://doi.org/10.1302/2058-5241.2.160047

de César, P.C., Ávila, E.M. and de Abreu, M.R. (2011) 'Comparison of magnetic resonance imaging to physical examination for syndesmotic injury after lateral ankle sprain.' Foot & Ankle International 32, 1110–1114. Available at https://doi.org/10.3113/FAI.2011.1110

De Vries, A.J., Koolhaas, W., Zwerver, J., Diercks, R.L., Nieuwenhuis, K., van der Worp, H. et al. (2017) 'The impact of patellar tendinopathy on sports and work performance in active athletes.' Research in Sports Medicine 25, 253–265. Available at https://doi.org/10.1080/15438 627.2017.1314292

Douglas, G., Nicol, F. and Robertson, C. (eds) (2013) Macleod's Clinical Examination. 13th edn. London: Churchill Livingstone Elsevier.

Gans, I., Retzky, J.S., Jones, L.C. and Tanaka, M.J. (2018) 'Epidemiology of recurrent anterior cruciate ligament injuries in national collegiate athletic association sports: The Injury Surveillance Program, 2004–2014.' Orthopaedic Journal of Sports Medicine 6, 232596711877782. Available at https://doi.org/10.1177/2325967118777823

Giangarra, C.E. and Manske, R.C. (2017) Clinical Orthopaedic Rehabilitation: A Team Approach. Philadelphia, PA: Elsevier.

Hattam, P. and Smeatham, A. (2010) Special Tests in Musculoskeletal Examination: An Evidencebased Guide for Clinicians. London: Churchill Livingstone Elsevier.

Hoskins, W., McHardy, A., Pollard, H., Windsham, R. and Onley, R. (2006) 'Chiropractic treatment of lower extremity conditions: A literature review.' Journal of Manipulative and Physiological Therapies 29, 658–671. Available at https://doi.org/10.1016/j.jmpt.2006.08.004

James, D.A., Nigrini, C.M., Manske, R.C. and Caughran, A.T. (2018) 'The Arthritic Knee.' In C.E. Giangarra, R.C. Manske and S.B. Brotzman (eds) Clinical Orthopaedic Rehabilitation: A Team Approach. Philadelphia, PA: Elsevier.

Khan, T., Alvand, A., Prieto-Alhambra, D., Culliford, D.J., Judge, A., Jackson, W.F. et al. (2018) 'ACL and meniscal injuries increase the risk of primary total knee replacement for osteoarthritis: A matched case-control study using the Clinical Practice Research Datalink (CPRD).' British Journal of Sports Medicine 53, 15, 1–5. Available at https://doi.org/10.1136/bjsports-2017-097762

López-Rodríguez, S., de-las-Peñas, C.F., Alburquerque-Sendín, F., Rodríguez-Blanco, C. and Palomeque-del-Cerro, L. (2007) 'Immediate effects of manipulation of the talocrural joint on stabilometry and baropodometry in patients with ankle sprain.' Journal of Manipulative and Physiological Therapies 30,

186–192. Available at https://doi.org/10.1016/j.jmpt.2007.01.011

Loudon, J.K., Reiman, M.P. and Sylvain, J. (2014) 'The efficacy of manual joint mobilisation/manipulation in treatment of lateral ankle sprains: A systematic review.' British Journal of Sports Medicine 48, 365–370. Available at https://doi.org/10.1136/bjsports-2013-092763

Magee, D.J. (2014) Orthopedic Physical Assessment. 6th edn. St Louis, MO: Saunders. Magee, D.J., Zachazewski, J.E., Quillen, W.S. and Manske, R.C. (2016) Pathology and Intervention in Musculoskeletal Rehabilitation. 2nd edn. Maryland Heights, MO: Elsevier. Available at https:// doi.org/10.1016/c2012-0-05970-4

Malanga, G.A., Andrus, S., Nadler, S.F. and McLean, J. (2003) 'Physical examination of the knee: A review of the original test description and scientific validity of common orthopedic tests.' Archives of Physical Medicine and Rehabilitation 84, 592–603. Available at https://doi. org/10.1053/apmr.2003.50026

Manske, R.C. and Prohaska, D. (2008) 'Physical examination and imaging of the acute multiple ligament knee injury.' North American Journal of Sports Physical Therapy 3, 191–197.

Melkersson, C., Nasic, S., Starzmann, K. and Bengtsson Boström, K. (2017) 'Effect of foot manipulation on pregnancy-related pelvic girdle pain: A feasibility study.' Journal of

Chiropractic Medicine 16, 211–219. Available at https://doi.org/10.1016/j.jcm.2017.05.003 Norkin, C.C. and White, D.J. (2009) Measurement of Joint Motion: A Guide to Goniometry. Philadelphia, PA: F.A. Davis.

Oatis, C.A. (1988) 'Biomechanics of the foot and ankle under static conditions.' Physical Therapy 68, 1815–1821.

Ostrowski, J.A. (2006) 'Accuracy of 3 diagnostic tests for anterior cruciate ligament tears.' Journal of Athletic Training 41, 120–121.

Pedowitz, R.A., O'Connor, J.J. and Akeson, W.H. (eds) (2003) Daniel's Knee Injuries: Ligament and Cartilage Structure, Function, Injury, and Repair. 2nd edn. Philadelphia, PA: Lippincott Williams & Wilkins.

Peters, P.G., Herbenick, M.A., Anloague, P.A., Markert, R.J. and Rubino, L.J. (2011) 'Knee range of motion: Reliability and agreement of 3 measurement methods.' American Journal of Orthopaedics 40, E249–E252.

Pollard, H.P. (2000) 'The Effect of Chiropractic Manual Therapy on the Spine, Hip and Knee.' University of Wollongong Thesis Collection.

Raj, M.A. and Bubnis, M.A. (2018) 'Knee Meniscal Tears.' StatPearls. Available at http://knowledge.statpearls.com/chapter/np-adult/23936

Reinking, M.F. (2016) 'Current concepts in the treatment of patellar tendinopathy.' The International Journal of Sports Physical Therapy 11(6), 854–866.

Salamh, P., Cook, C., Reiman, M.P. and Sheets, C. (2017) 'Treatment effectiveness and fidelity of manual therapy to the knee: A systematic review and meta-analysis.' Musculoskeletal Care 15, 238–248. Available at https://doi.org/10.1002/msc.1166

Sanders, T.L., Maradit Kremers, H., Bryan, A.J., Larson, D.R., Dahm, D.L., Levy, B.A. et al. (2016) 'Incidence of anterior cruciate ligament tears and reconstruction.' American Journal of Sports Medicine 44, 1502–1507. Available at https://doi.org/10.1177/0363546516629944

Santana, J.A. and Sherman, A.I. (2018) 'Jumpers Knee.' StatPearls. Available at www.ncbi.nlm. nih.gov/books/NBK532969

Scher, C.D.L., Belmont, L.C.P.J., Bear, M.R., Mountcastle, S.B., Orr, J.D. and Owens, M.B.D. (2009) 'The incidence of plantar fasciitis in the United States military.' The Journal of Bone & Joint Surgery (American volume)91, 2867–2872. Available at https://doi.org/10.2106/ JBJS.I.00257

Schwieterman, B., Haas, D., Columber, K., Knupp, D. and Cook, C. (2013) 'Diagnostic accuracy of physical examination tests of the ankle/foot complex: A systematic review.' International Journal of Sports Physical Therapy 8, 416–426.

Slaughter, A.J., Reynolds, K.A., Jambhekar, K., David, R.M., Hasan, S.A. and Pandey, T. (2014) 'Clinical orthopedic examination findings in the lower extremity: Correlation with imaging studies and diagnostic efficacy.' RadioGraphics 34, e41–e55. Available at https://doi. org/10.1148/rg.342125066

Soucie, J.M., Wang, C., Forsyth, A., Funk, S., Denny, M., Roach, K.E. et al. (2011) 'Range of motion measurements: Reference values and a database for comparison studies.' Haemophilia 17, 500–507. Available at https://doi.org/10.1111/j.1365-2516.2010.02399.x

Standring, S. (ed.) (2016) Gray's Anatomy: The Anatomical Basis of Clinical Practice. 41st edn. New York: Elsevier.

Stephenson, C. (2013) The Complementary Therapist's Guide to Red Flags and Referrals. London: Churchill Livingstone.

Swenson, D.M., Collins, C.L., Best, T.M., Flanigan, D.C., Fields, S.K. and Comstock, R. (2013) 'Epidemiology of knee injuries among US high school athletes, 2005/2006–2010/2011.' Medicine & Science in Sports & Exercise 45, 462–469. Available at https://doi.org/10.1249/MSS.0b013e318277acca

Waterman, B., Owens, B., Davey, S., Zacchilli, M. and Belmont, P. (2010) 'The epidemiology of ankle sprains in the United States.' Journal of Bone & Joint Surgery (American volume)92, 2279–2284. Available at https://doi.org/10.2106/JBJS.I.01537

WHO (World Health Organization) (2005) WHO Guidelines on Basic Training and Safety in Chiropractic. Geneva: WHO.

Wise, C.H. (2015) Orthopaedic Manual Physical Therapy: From Art to Evidence. Philadelphia, PA: F.A. Davis Company.

Young, R., Nix, S., Wholohan, A., Bradhurst, R. and Reed, L. (2013) 'Interventions for increasing ankle joint dorsiflexion: A systematic review and meta-analysis.' Journal of Foot and Ankle Research 6, 46. Available at https://doi.org/10.1186/1757-1146-6-46

# 膝部操作技术

## 仰卧位腓骨头双手接触推力操作

**患者体位：**仰卧位。

**操作者体位：**面向患者站于患侧。

**操作要点：**

- 髋、膝关节屈曲 90°。

- 用右手朝患者臀部以上 – 下（SI）方向推动小腿，直到完全屈膝并且接触手的手背触及腘绳肌远端。

- 左手放在膝关节外侧，第 1 掌指关节置于腓骨近端后方，手指轻轻放在腘窝处。右手放在膝部另一侧，推开软组织。

- 双手将小腿沿 SI 方向移向患者臀部，直到膝关节完全屈曲并且接触手的手背触及腘绳肌远端。

- 右臂放在胫骨上，使得操作者斜靠在胫骨上，从而轻微增加内旋。

- 嘱患者平缓呼吸。

- 在呼气末，操作者身体前倾以对腓骨头进行前后向（AP）操作，达到运动终点。

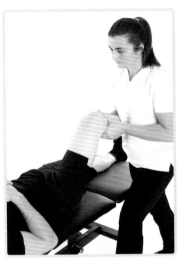

膝关节操作准备

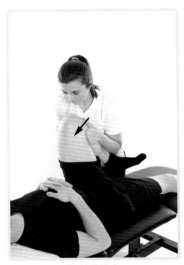

膝关节推力

# 俯卧位腓骨头豌豆骨接触前推操作

**患者体位：**俯卧位。

**操作者体位：**面向患者站于患侧。

**操作要点：**

- 髋、膝关节屈曲 90°。
- 一只手的豌豆骨置于患肢腓骨头外侧，另一只手外旋足部 。
- 预紧并到达运动终点后，向腘绳肌施加短促推力。

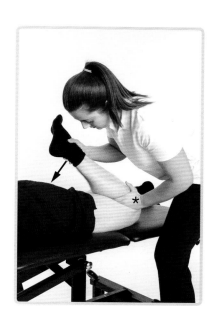

# 俯卧位腓骨头 MCP 接触推力操作

**患者体位：**俯卧位。

**操作者体位：**面向患肢站于患侧。

**操作要点：**

- 髋、膝关节屈曲 90°。
- 将外侧手的 MCP 置于腓骨头外侧，另一只手外旋足部。
- 预紧并到达运动终点后，向腘绳肌施加短促推力。

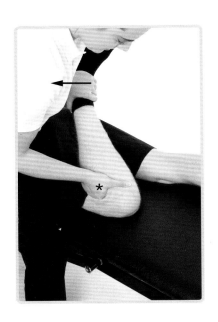

# 俯卧位腓骨头前臂接触推力操作

**患者体位：** 俯卧位。

**操作者体位：** 面向患肢站于患侧。

**操作要点：**

- 髋、膝关节屈曲 90°。

- 将外侧臂置于腓骨头外侧，另一只手外旋足部。

- 预紧并到达运动终点后，向腘绳肌施加短促推力。

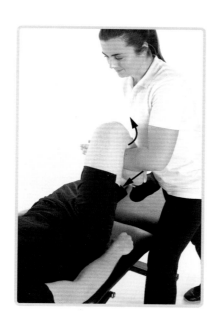

# 俯卧位左胫股关节前滑膝关节推力操作

**患者体位：** 俯卧位。

**操作者体位：** 面向患肢站于患侧。

**操作要点：**

- 髋、膝关节屈曲 90°。
- 站在患侧操作床旁，向前屈身，将患足放在内侧的肩上。
- 双手置于胫骨近端后方。
- 双手接触呈刀锋状，身体前倾，同时双手向后牵拉以预紧。
- 消除关节松弛后，通过杠杆作用对胫骨近端施加向后的推力，使关节间隙变大。

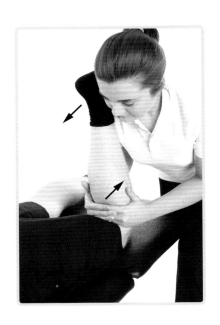

# 仰卧位胫股关节牵引膝关节推力操作

**患者体位：**仰卧位。

**操作者体位：**面向患肢，站于患侧床尾。

**操作要点：**

- 使患者的腿垂于操作床沿，并将其放在操作者两腿之间加压锁定。
- 双手置于膝关节下方的胫骨近端。
- 双手锁定，后倾，通过双手预紧。
- 用双手消除关节松弛后，通过杠杆作用对将胫骨近端施加向后的推力，使关节间隙加大。

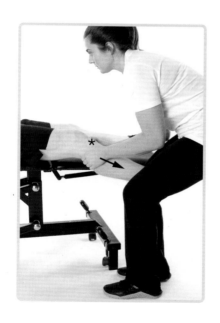

# 仰卧位右胫股关节内外和外内推力操作

**患者体位:** 仰卧位。

**操作者体位:** 面向患者站于患侧。

**操作要点:**

- 患侧下肢垂于操作床沿,并将其放在操作者两腿之间加压锁定。
- 本技术适用于胫股关节内侧或外侧,注意操作时需要换手。
- 支持手置于膝关节下方的胫骨近端。
- 操作者的另一只手置于股骨远端内侧或外侧,身体后倾并通过双手的牵拉预紧。
- 消除组织松弛并预紧后,可自内侧或外侧对胫股关节施加短促的推力。

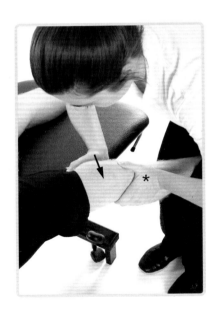 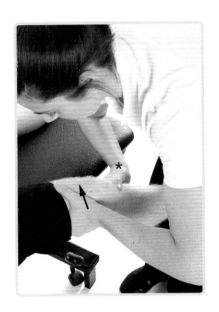

# 俯卧位胫股关节牵引膝关节推力操作

**患者体位：** 俯卧位。

**操作者体位：** 面向患者，站于操作床尾。

**操作要点：**

- 确保膝部在操作床上，操作者双手在内、外踝上方抓住患侧小腿，并将小腿抬高 30°。
- 双手交锁，身体后倾并向后牵引，以形成预紧。
- 消除组织松弛并预紧后，通过杠杆作用完成牵引，使胫骨近端后移。

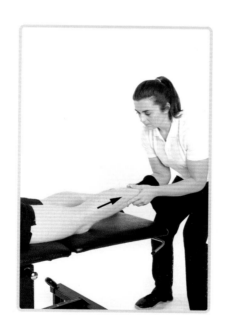

# 仰卧位胫骨近端前推操作

**患者体位：**仰卧位。

**操作者体位：**面向患者，站于操作床尾侧。

**操作要点：**

- 操作者抓住患肢，抬膝使其屈曲 90°，确保足放在操作床上；如果需要，可以坐于足部来加强固定。
- 双手交锁于膝下胫骨后面，身体后倾的同时通过双手实现预紧。
- 消除组织松弛并预紧后，通过杠杆作用对胫骨近端施加向前的推力。

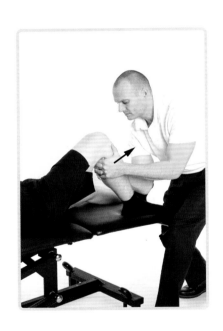

# 仰卧位胫骨后推楔形操作

**患者体位:** 仰卧位。

**操作者体位:** 面向患者,站于操作床侧。

**操作要点:**

- 膝下置一个楔形物以减少运动,并使推力指向胫骨。

- 操作者抓住患肢,双手交锁于膝下胫骨前部,身体前倾以形成预紧。

- 消除组织松弛并预紧后,通过杠杆作用进行牵引,使胫骨近端后移。

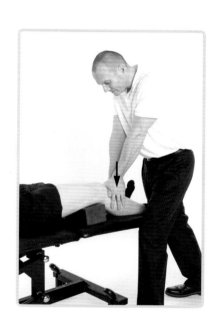

# 足踝操作技术

## 仰卧位楔骨操作

**患者体位：**仰卧位。

**操作者体位：**弓步站于操作床尾端一侧。

**操作要点：**

- 如图所示，双手在目标楔骨前后相扣。
- 嘱患者平缓呼吸。
- 当患者开始呼气时，向下达到运动终点。
- 到达运动终点后，按图示方向进行操作。

**注意事项：**

- 将患足保持于中立位。
- 肘部内收，尽量靠近身体。
- 等待患者完成呼吸周期。
- 不要过度用力。

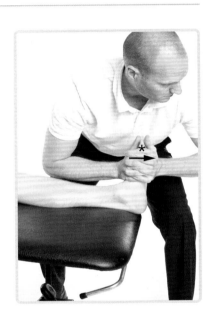

# 仰卧位胫距操作

**患者体位：** 仰卧位。

**操作者体位：** 面向患者，弓步站于操作床尾。

**操作要点：**

• 双手置于踝关节内、外侧下方，拇指置于距骨滑车处。

• 嘱患者平缓呼吸。

• 如图所示，当患者开始呼气时，通过双手相扣稳定目标并牵引。

• 呼气结束时按图示方向进行操作。

**注意事项：**

• 将患足置于中立位。

• 患者可取俯卧或侧卧位。

• 用腿来限制手臂的力量。

• 肘部尽量内收。

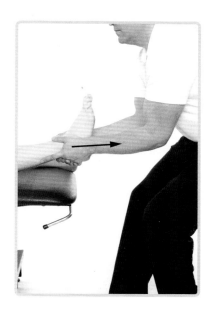

# 仰卧位跖骨头操作

**患者体位：** 仰卧位。

**操作者体位：** 面向患者，弓步站于操作床尾端。

**操作要点：**

- 双手手指交叉置于跖骨头处。

- 根据需要用拇指增加跖屈或背屈。

- 嘱患者平缓呼吸。

- 当患者开始呼气时到达运动终点。

- 呼气结束时到达运动终点，按图示方向进行操作。

**注意事项：**

- 用腿来限制手臂的力量。

- 肘部尽量内收。

- 不要过度用力。

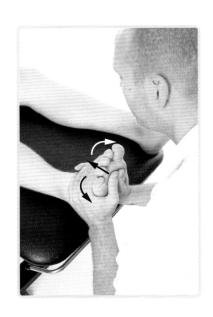

# 仰卧位距骨操作

**患者体位：**仰卧位。

**操作者体位：**弓步站于操作床尾侧。

**操作要点：**

• 用一只手稳定内、外踝，另一只手按图示方向置于距骨滑车。

• 嘱患者平缓呼吸。

• 当患者开始呼气时，倾斜加压达到运动终点。

• 呼气结束时到达运动终点，按图示方向进行操作。

**注意事项：**

• 如图所示，操作者可用自己的腿支撑患足外侧。

• 肘部尽量内收。

• 等待患者完成呼吸周期。

• 不要过度用力。

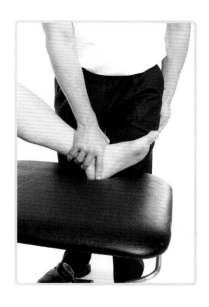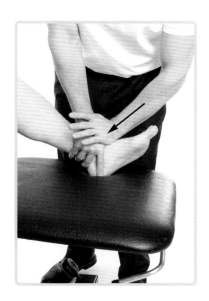

# 仰卧位舟骨操作

**患者体位：**仰卧位。

**操作者体位：**弓步站于操作床尾侧。

**操作要点：**

- 患者仰卧，膝关节屈曲，足部以跟骨接触置于操作床上。
- 将左手拇指置于舟骨上面，用右手豌豆骨来加强。
- 嘱患者平缓呼吸。
- 如图所示，患者开始呼气时，倾斜加压，到达运动终点。
- 呼气结束时到达运动终点，按图示方向进行操作。

**注意事项：**

- 如图所示，操作者可用自己的腿支撑患足外侧。
- 肘部尽量内收。
- 等待患者完成呼吸周期。
- 不要过度用力。

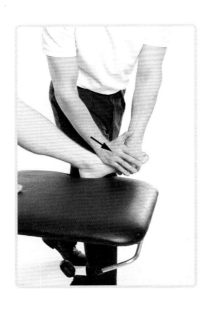
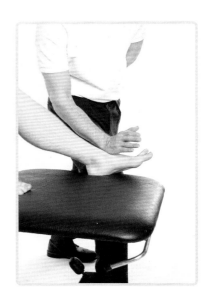

# 俯卧位内侧楔骨和第 1 跖骨操作

**患者体位：** 俯卧位。

**操作者体位：** 弓步站于操作床一侧。

**操作要点：**

- 如图所示，患者俯卧，膝关节屈曲，足的外侧面紧贴操作者腹部。
- 用一只手的鱼际稳定足内侧，拇指向楔骨施压。
- 如图所示，用另一只手抓住第一跖骨。
- 嘱患者平缓呼吸。
- 患者开始呼气时，到达运动终点。
- 呼气结束时到达运动终点，按图示方向进行操作。

**注意事项：**

- 在患者和操作者腹部之间放一块小毛巾，以保持稳定的接触。
- 肘部尽量内收。
- 等待患者完成呼吸周期。
- 不要过度用力。

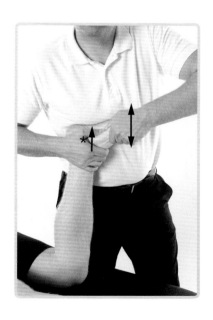

# 伸膝仰卧位舟骨操作

**患者体位：**仰卧位。

**操作者体位：**弓步站于操作床一侧。

**操作要点：**

- 患者仰卧，伸膝并保持稳定。

- 如图所示，用接触手定位并握住舟骨。

- 嘱患者平缓呼吸。

- 当患者开始呼气时，到达运动终点。

- 如图所示，呼气结束时到达运动终点，按图示方向进行操作。

**注意事项：**

- 如果需要，可在膝下放置一条毛巾用于支撑。

- 将足保持于中立位。

- 肘部尽量内收。

- 等待患者完成呼吸周期。

- 不要过度用力。

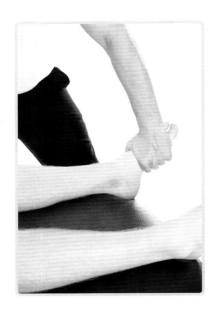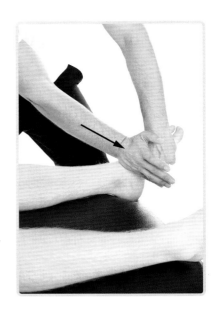

# 屈膝仰侧卧位舟骨操作

**患者体位：**仰卧位。

**操作者体位：**弓步站于操作床尾。

**操作要点：**

- 患者屈膝仰卧，髋关节外旋。
- 如图所示，一只手找到并握住第一跖骨，将另一只手的豌豆骨置于舟骨结节处。
- 嘱患者平缓呼吸。
- 当患者开始呼气时，将第 1 跖骨向自己旋转并将舟骨斜推向操作床面，到达运动终点。
- 呼气结束时到达运动终点，用置于舟骨处的手按图示方向进行操作。

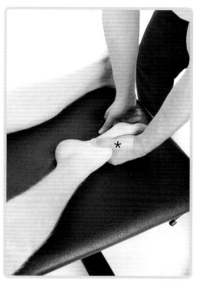

**注意事项：**

- 不要让患者长时间保持髋外旋。
- 可在足下放一条毛巾，以提高舒适度。
- 将足保持于中立位。
- 肘部尽量内收。
- 等待患者完成呼吸周期。
- 不要过度用力。

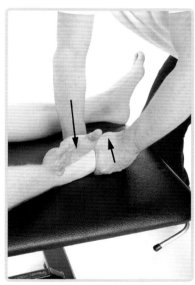

# 屈膝仰卧位第 1 跖骨近端操作

**患者体位：** 仰卧位。

**操作者体位：** 弓步站于操作床一侧。

**操作要点：**

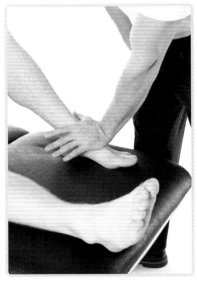

- 患者屈膝仰卧。
- 如图所示，用一只手定位第 1 跖骨头并将豌豆骨置于其近端，并用另一只手的虎口加强。
- 嘱患者平缓呼吸。
- 当患者开始呼气时，用上方的手向下施压，到达运动终点。
- 呼气结束时到达运动终点，按图示方向进行操作。

**注意事项：**

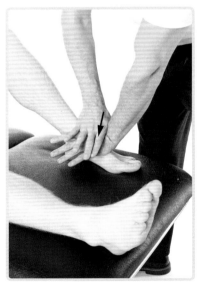

- 可在足下放一条毛巾，以提高舒适度。
- 将足保持于中立位。
- 如果患者有跟腱问题，应避免使用此姿势。
- 肘部尽量内收。
- 等待患者完成呼吸周期。
- 不要过度用力。

# 仰卧位跛趾操作

**患者体位：**仰卧位。

**操作者体位：**站于操作床尾。

**操作要点：**

- 患者伸膝仰卧。
- 如图所示，用一只手握住跛趾，另一只手置于第1跖骨关节线。
- 嘱患者平缓呼吸。
- 患者开始呼气时，沿图示方向到达运动终点。
- 如图所示，呼气结束时到达运动终点，沿第1跖骨进行横向操作。

**注意事项：**

- 将足保持于中立位。
- 肘部尽量内收。
- 等待患者完成呼吸周期。
- 不要过度用力。

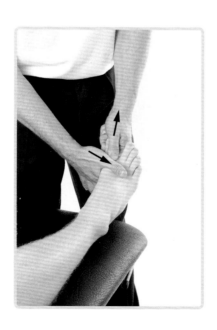

# 俯卧位跟骨操作

**患者体位：**俯卧位。

**操作者体位：**弓步站于操作床尾。

**操作要点：**

- 如图所示，用一只手固定小腿，另一只手置于跟骨后方。
- 嘱患者平缓呼吸。
- 患者开始呼气时，沿图示方向施压，到达运动终点。
- 呼气结束时到达运动终点，按图示方向进行操作。

**注意事项：**

- 如图所示，使用毛巾会更舒适。
- 用双腿传递力量。
- 将足保持于中立位。
- 肘部尽量内收。
- 等待患者完成呼吸周期。
- 不要过度用力。

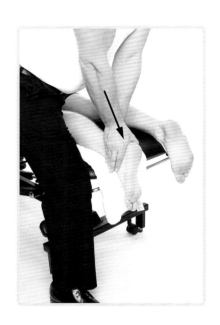

# 俯卧位胫距操作

**患者体位：**俯卧位。

**操作者体位：**弓步站于操作床尾。

**操作要点：**

● 如图所示，用一只手固定小腿，另一只手置于跟骨后方。

● 嘱患者平缓呼吸。

● 患者开始呼气时，沿图示方向施压，到达运动终点。

● 呼气结束时到达运动终点，通过将胫骨拉向自己同时下推跟骨进行操作。

**注意事项：**

● 手臂保持伸直，并用双腿传递力量。

● 将足保持于中立位。

● 肘部尽量内收。

● 等待患者完成呼吸周期。

● 不要过度用力。

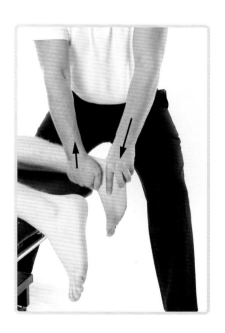

# 俯卧位踝关节操作

**患者体位：** 俯卧位。

**操作者体位：** 弓步站于操作床尾。

**操作要点：**

- 如图所示，双手分别放在距骨滑车和跟骨上。
- 嘱患者平缓呼吸。
- 患者开始呼气时，向下牵拉，到达运动终点。
- 呼气结束时到达运动终点，通过下拉距骨和跟骨进行操作。

**注意事项：**

- 患者可仰卧或侧卧。
- 将足保持于中立位。
- 肘部尽量内收。
- 等待患者完成呼吸周期。
- 不要过度用力。

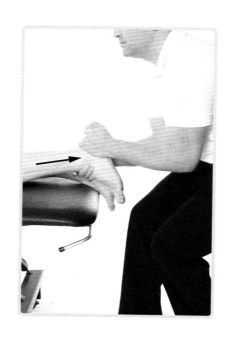

# 仰卧位楔骨操作

**患者体位**：仰卧位。

**操作者体位**：弓步站于操作床尾。

**操作要点**：

- 如图所示，双手分别放在跟骨后方和目标楔骨上。
- 嘱患者平缓呼吸。
- 患者开始呼气时，向下牵拉，到达运动终点。
- 呼气结束时到达运动终点，在固定跟骨的同时按图示方向下推楔骨进行操作。

**注意事项**：

- 将足保持于中立位。
- 肘部尽量内收。
- 等待患者完成呼吸周期。
- 不要过度用力。

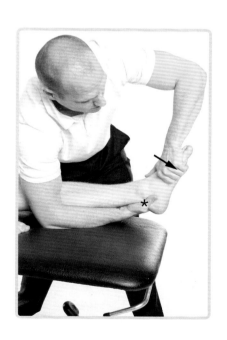

# 俯卧位骶骨操作

**患者体位：**俯卧位。

**操作者体位：**弓步站于操作床尾。

**操作要点：**

- 如图所示，一只手的拇指放在骶骨后方和目标楔骨上，用另一只手的豌豆骨加强。
- 嘱患者平缓呼吸。
- 患者开始呼气时，使足跖屈同时下压。
- 呼气结束时到达运动终点，通过豌豆骨按图示方向进行操作。

**注意事项：**

- 肘部尽量内收。
- 等待患者完成呼吸周期。
- 不要过度用力。

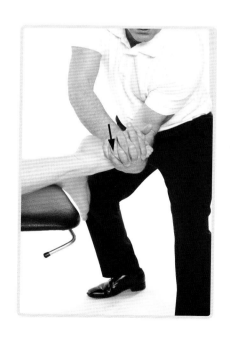

# 俯卧位豌豆骨接触骰骨操作

**患者体位：**俯卧位。

**操作者体位：**弓步站于操作床尾。

**操作要点：**

- 如图所示，左手控制足背面，右手尺侧缘置于骰骨后方。
- 嘱患者平缓呼吸。
- 患者开始呼气时，使足跖屈的同时下压。
- 呼气结束时到达运动终点，通过豌豆骨按图示方向进行操作。

**注意事项：**

- 肘部尽量内收。
- 等待患者完成呼吸周期。
- 不要过度用力。

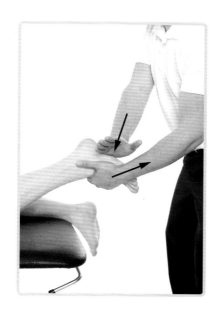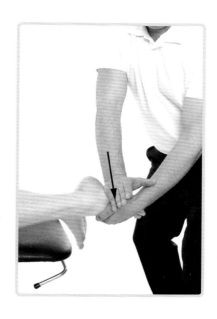

# 俯卧位拇指接触骶骨操作

**患者体位：**俯卧位。

**操作者体位：**弓步站于操作床尾。

**操作要点：**

- 如图所示，双手置于足背面，拇指交叉置于骶骨后面。
- 嘱患者平缓呼吸。
- 患者开始呼气时，使足跖屈的同时用拇指下压。
- 呼气结束时到达运动终点，按图示方向进行操作。

**注意事项：**

- 拇指交叉对边界的感觉更清晰。
- 肘部尽量内收。
- 等待患者完成呼吸周期。
- 不要过度用力。

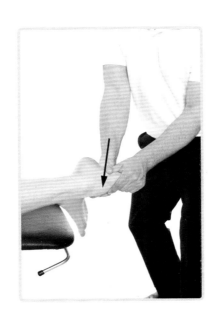